AQUARIUS

AQUARIUS

AQUARIUS

AQUARIUS

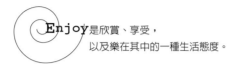

Enjoy是欣賞、享受，
以及樂在其中的一種生活態度。

過了二十歲要有瘦一輩子的本事

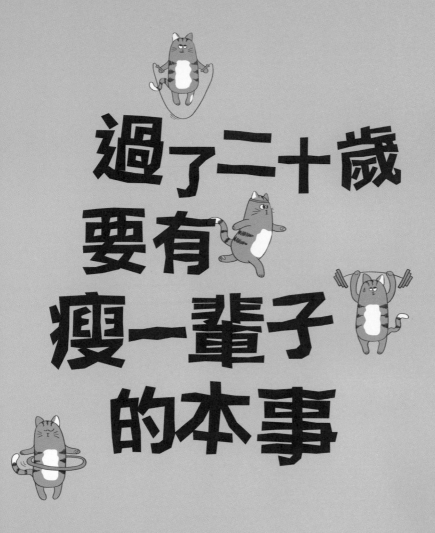

萬特特等三十餘位暢銷書作者合著

我們生活在一個大環境變幻莫測，時時有人扮演白臉黑臉，要求你聽話的不友善社會。國家想控制你，父母想控制你，連你身邊最親近的伴侶或撿來的狗都是；他們央（控）求（制）你當個好人、強者，最好還能具備同理心跟發大財的國際競爭力，但我們通常連下一餐要吃什麼都得上網搜尋。

所有的減重（勵志）書，都不只是處理外貌問題而已，而是想方設法奪回「控制」的權力。因為你不能控制恐怖主義與來自祖國的愛，更不能要求時間停下。當這個世界想方設法控制你，你只能透過「自律」來反抗。反抗的過程才是主體，身材什麼的隨便啦。就算長不出馬甲線，肯定也能長出更重要的東西。

至於變瘦，那只是副作用。朝以上目標邁進時，變瘦已經無法避免了。

——**沈嘉悦**（一年瘦了十五公斤的詩人，自稱安坑金城武）

你有多自律，身體就有多自由，只是我們禁不起美食的誘惑，身體又多了層油。在胖與瘦之間，有許多不同的詮釋，沒有絕對的好壞。但健康這件事，一定得誠實面對。

每個人形成肥胖的理由不盡相同，但健康管理，亟需我們啟動自我覺察、自我監控、自我控制的機制，你終將發現它會為我們帶來美好身心靈的回饋。

自己的身體就像一齣人生劇場，我們要如何把它展演出來？編導演，都屬於自己。當你發現，自己慢慢可以駕馭，想胖就胖，想瘦就瘦，一切操之在我，那種掌控全場的感覺，會是很吸引人的。

我常說：「顏值是你的，健康是我的。」在顏值與健康之間，我寧可選擇後者。當我們睜開眼睛後，迎面而來的，就是一場又一場不斷的選擇，請下好離手，沒有怨尤。

——**王意中**（體重收放自如的臨床心理師，王意中心理治療所所長）

先說結論，在多元社會裡，一昧強調瘦與美實在是一件很沙文主義的事，胖瘦美醜本身就是很主觀的認定，去評論別人的外表不但膚淺也不道德。

健身只是一項人生的選擇，我很認同這本《過了二十歲，要有瘦一輩子的本事》所講的：「你努力變美，不是為了配得上誰，而是自律與自愛，能讓你擁有本該有的自由與遼闊。」二十多年來的持續，每天節食、忍耐、運動，氣喘吁吁還孤獨難耐，我早已把健身當成是一場修行，與其說是身體的訓練，毋寧說是心志的鍛鍊。

健身給了我健康，給了我外表，更給了我信心，讓我有勇氣面對外界挑戰。你一定覺得我在膨風，我也不多辯，反正自己的人生自己爭取。健身真的好累，但有一天回頭，你會謝謝自己，你今天的努力，決定了你的人生。

——**黃益中**（健身二十年如一日的熱血公民教師兼作家）

讀這本書的當下我剛步出減重的修羅場，體重從九十二公斤→六十一公斤，體脂肪從百分之三十二→百分之十一。用什麼方法其次，重要的是如同這本書的理念，我也是依靠信念與自律才成功走出來。

一群年輕男孩女孩侃侃而談瘦身的努力與帶來的好處，或許有人覺得政治不正確（笑），但和他們一樣曾在同一個修羅場與自己對戰過的我，非常清楚瘦身只是一個附帶的結果，他們真正要說的是：身體是你自己的，與他人無關，只有你能決定自己要不要改變。

從這一刻起，抱持信念與自律，把長久以來的飲食習慣改變，把從來沒有的運動習慣改變，未來的你才會改變。

一個月後的你看著鏡子，會感謝現在的你下的決心；三個月後的你會在鏡子裡找到一個不曾發現的自己，不只是外表改變的自己，而是心靈強大的自己。

當你看著鏡子裡的自己，回想這段時間努力的一切，就連你都會被自己給感動。

——**賴小路**（體脂肪殺手，攝影師）

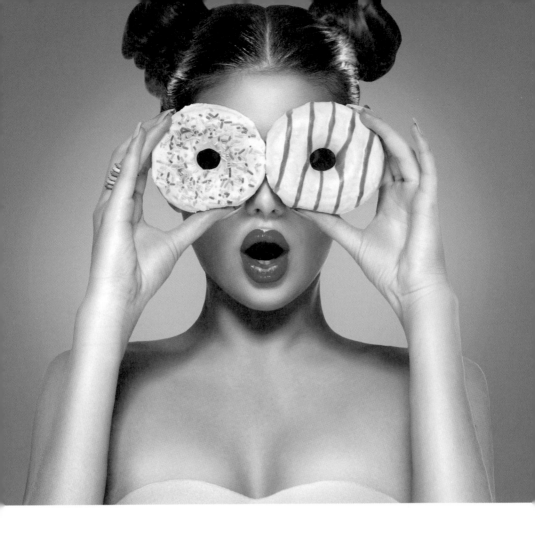

如果你真的瘦下來，

靠的不是節食和跑步，而是你自己。

要知道，這是一種本事，

可以抵達任何你要的目標的真本事。

它不只是站上去很輕、看上去很美的本事，

還是讓日子一點也不痛苦難熬的本事，

是讓自己很酷、很有趣、變得很靠譜的本事。

我們終究要學會當一個禁欲系的「食客」，

有些食物我們確定它很好吃，

那種繞舌的味道，總是在你的胃打烊的時候冒出來。

但要提醒你的是，

味道是暫時的，皮囊才是永恆的。

畢竟繫不上牛仔褲釦子的悲痛，你承受不了。

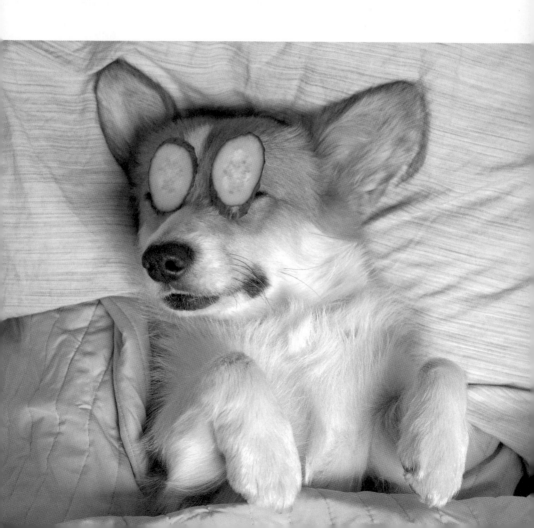

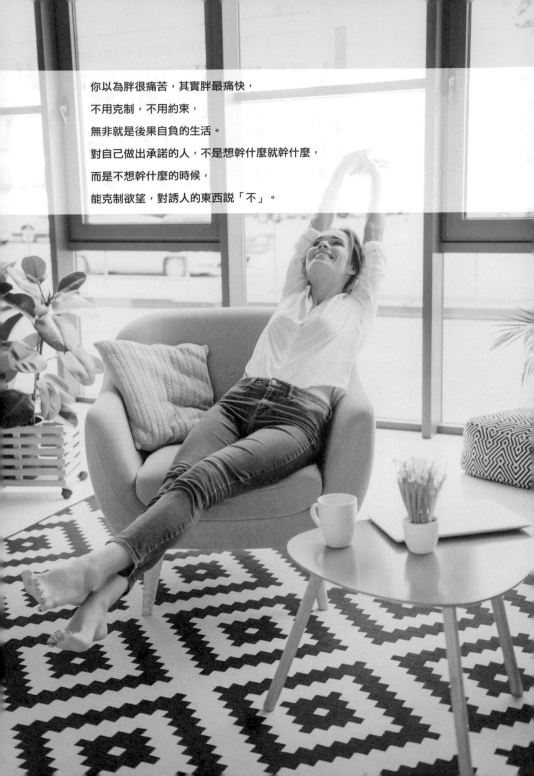

你以為胖很痛苦，其實胖最痛快，

不用克制，不用約束，

無非就是後果自負的生活。

對自己做出承諾的人，不是想幹什麼就幹什麼，

而是不想幹什麼的時候，

能克制欲望，對誘人的東西說「不」。

這世界沒有真正的胖子，只有對自己不夠認真的人

摧毀一個人，生一次病就夠了。讓一個人懦弱，肥胖就夠了。

如果你嘴上嚷著要減肥，行動上卻自暴自棄，一再擱置運動計畫，縱容油膩的垃圾食物塞滿自己的胃，對食物熱量視而不見，那麼，不是肥胖導致了你糟糕的生活，而是你的不自律、對生活缺乏誠意造成的。

人人都覺得胖最痛苦，但其實胖最痛快，不用克制，不用約束，無非就是後果自負。如果你任由餘生都在臃腫中度過，那其實是一種對自己的不負責任。

隨心所欲的生活沒什麼不好，可如果你恰巧喜歡健康、苗條、有型的生活，那麼就去改變和行動吧。

對自己認真負責的人，不是想幹什麼就幹什麼，而是在知道不該幹什麼的時候阻止自己。學會對美食說「不」，這也是成長的意義。

最美好的年紀，你應該是乾淨輕盈的

到底什麼是美？我覺得它是一口「仙氣」。

不管別人如何對你惡語相加，你都可以靠這口「仙氣」吊著自己。在無數個以為自己快要撐不下去的時候，它將你從悲傷中拉回來，幫你堅持自律。

只要你吊著這口「仙氣」，好日子是早晚的事。

永遠不要抱怨生活虧欠了自己，你當然可以相信「胖女孩也可以超級可愛，軟乎乎的才顯得呆萌」、「油膩的胖子也很靠譜」之類的話。但是你要知道，你最好看、最可愛的樣子，就是你神采飛揚的樣子。

你為自己傾注的心血都是具備能量的，它讓一件美好的事情伴隨另一件美好的事情發生，讓你的人生充滿很多期待。所以，胖著玩玩這件事，希望你不要太貪玩。

雖然從身材、顏值無法完全評定一個人的本質，但是它在某種程度上，表明了一個人對待人生的態度、生活方式、性格教養、審美品味，以及對理想生活的野心。

健身這麼美好的事，會清空你多餘的情緒，令你愛上作息規律、目標明確的自己。你減的不是贅肉，你去除的是對生活的抱怨、不堪、曲解和苦痛。你獲得的也不僅是胸肌、腹肌和馬甲線，而是對生活的自信和鬥志。

在瑣碎裡依然能保持身材的人，比放縱自己的人更可靠

我遇到過很多胖子並不真正喜歡自己。即使嘴上說不在意，可是在周圍人的眼光裡，也容易自我懷疑。機會也是會挑人的，碰到不夠自信、做事畏畏

過了二十歲，
要有瘦
一輩子的
本事

縮縮的人，它也會繞開。

職場偏愛裝扮得體的人並不難理解。我們都喜歡早上到公司後，有穿著和妝容都得體的同事跟你道一聲「早安」。和這樣的同事出門談業務，也會莫名的信心倍增。

千萬別小瞧那些把自己收拾得很得體的人。在工作和競爭壓力下，還對自我有要求的人，都是狠角色。那不僅僅意謂著他們熱愛生活、勤奮自律，而且折射出他不拖杳、不沉溺、不認輸的人生態度，說明他們把一部分時間和精力傾注在了自我建設上。

在職場中，你是一個什麼樣的人，你的身材和表情可以先於你的自我介紹，替你說話。

請給你喜歡的人一個靠近你的理由

如果你曾因為肥胖丟失過愛情，那麼多年以後你可能會明白，由深愛一點點變成無奈，很多時候是因為你先不愛自己，他才無法繼續愛你，這往往不是他的錯。

你總說要找到那個愛你靈魂的人，其實我們心裡比誰都清楚，沒有好看的皮囊，很難有什麼人真的願意穿過你的外表，去欣賞你不凡的內涵。有誰會

不願意朝那個好看的人多看兩眼。

　　以貌取人已經不是什麼新鮮事了，以貌待人也很平常。一味標榜內在而忽視外在，在某種意義上也是一種膚淺。

　　有時候，談戀愛這件事對胖子挺無情的，你想要帥哥做男友，首先你得修煉成走路帶風的小仙女。你想要美女做女友，首先你得是一位皮囊乾淨清爽的男生。不然對方得有多厚道，才能透過你邋遢的外表、柏油桶一樣的身材，去體會你那顆溫暖善良的心。

　　沒有一種窮是無緣無故的，就算家裡有礦，能守住財富也是要靠腦子的。也沒有一種胖是天上掉下的餡餅貼在你肚子上的，都是你親自吃出來的、親自喝出來的、親自攢出來的。

　　另外，我們共同喜歡吃的一種東西叫「食言」，不需要花一毛錢。這是唯一一種能讓我們久食不膩、不厭，一日不可或缺的東西，正是這種神奇的食物，讓我們與自己長胖久安。

　　人類擅長找藉口，甚至可以說是信手拈來。謊言說久了，就信以為真了。剛開始你會內疚、會臉紅、會焦慮，後來你愈來愈嫻熟，根本不會再去想那是你曾對自己撒過的謊，那些理由和藉口，一個個都變成了事實。

　　歸根結柢，我們都是食言而肥。

過了二十歲，
要有瘦
一輩子的
本事

　　誓死捍衛自己的身材，讓自己變得更美，不僅是因為它最終能夠幫你贏得好感，更因為在這個過程中，你塑造了更美好的自己。

　　你努力變瘦、變美，不是為了配得上誰，而是因為自律與自愛，幫助你擁有了你本該有的自由與遼闊的人生。

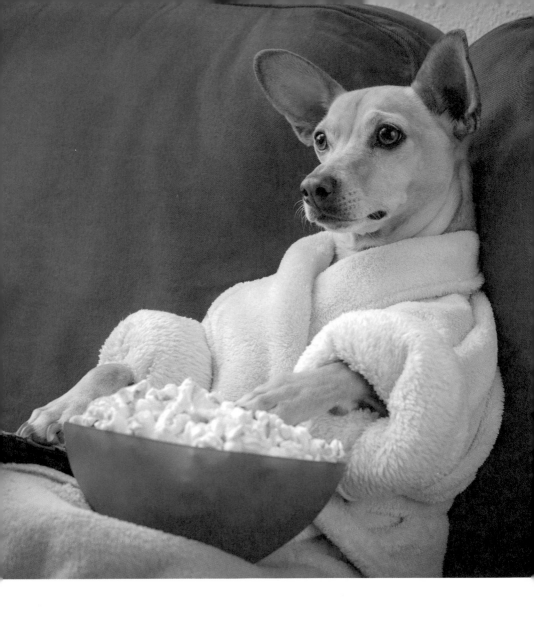

當你向樂觀、自律、成功這些讓你上升的東西舉手投降後，

人生的複雜程度大大增加，

遠超過你的心理承受能力，所以你才茫然、恐慌。

從來沒有完全的舒適，
只有掙扎中的片刻喘息，
就像魚在水裡待久了，
露出水面喘息，
碰巧看到好月色，
就算生活賞糖了。

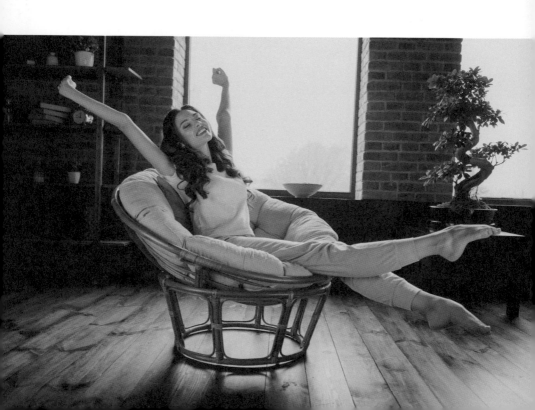

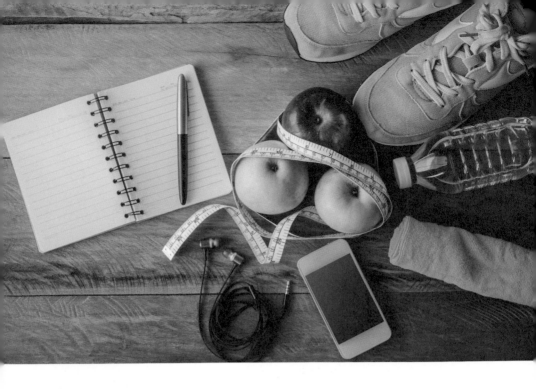

贅肉是你向生活妥協的認輸牌，

因為它證實了你軟弱、浮躁、沒耐力，

把對美好形體的追求，

排在了貪圖享樂的懶散後面。

在「無所謂」的墮落中，

你默許了自己離那個「更好的自己」遠一點，

再遠一點。

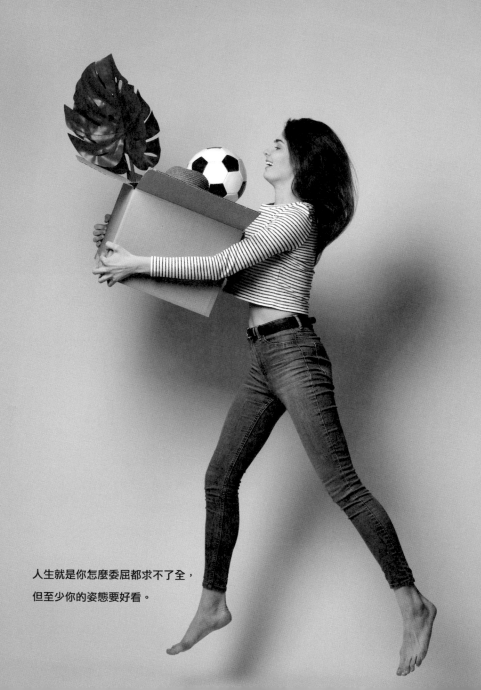

人生就是你怎麼委屈都求不了全，
但至少你的姿態要好看。

目錄

過了二十歲，
要有瘦
一輩子的
本事

目錄

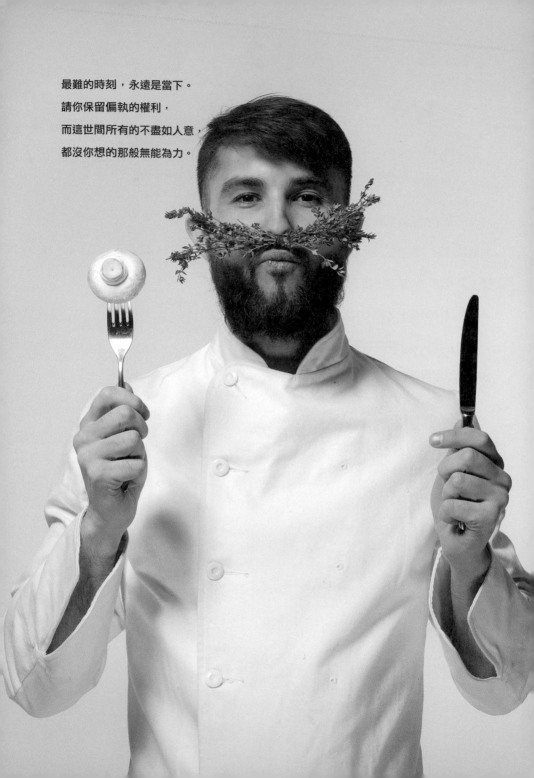

最難的時刻，永遠是當下。
請你保留偏執的權利，
而這世間所有的不盡如人意，
都沒你想的那般無能為力。

美的精神意義是什麼呢？

我想是不服輸。

正是那種即使一無所有，也要努力以最好狀態面對人生的倔強和不抱怨，

一次一次將人從絕望中拉回來。

所以我總想，只要你還是愛美的，那麼一切就都有希望。

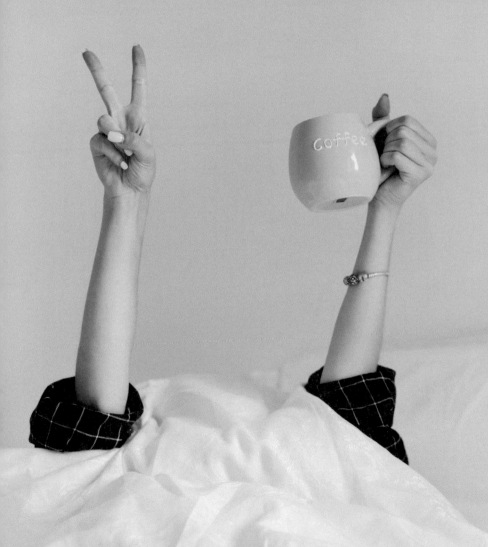

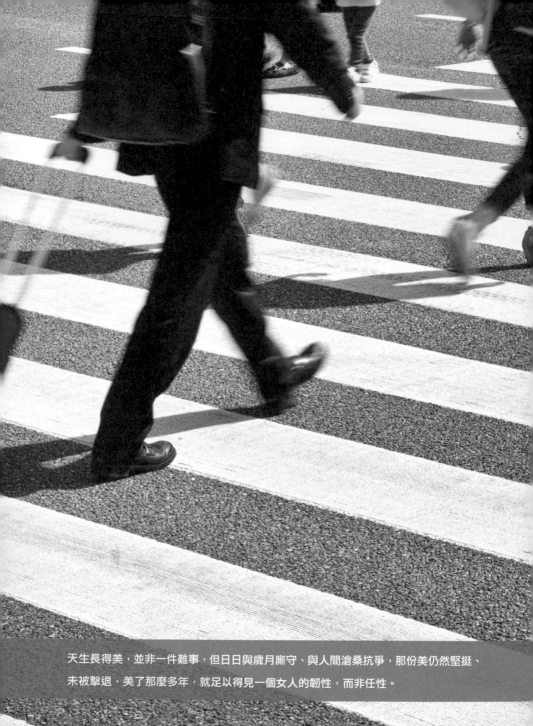

天生長得美，並非一件難事，但日日與歲月廝守、與人間滄桑抗爭，那份美仍然堅挺、未被擊退，美了那麼多年，就足以得見一個女人的韌性，而非任性。

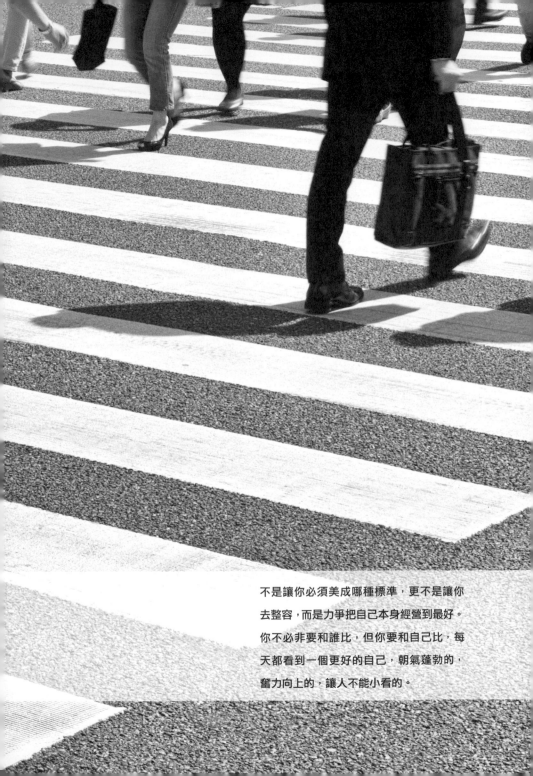

不是讓你必須美成哪種標準，更不是讓你
去整容，而是力爭把自己本身經營到最好。
你不必非要和誰比，但你要和自己比，每
天都看到一個更好的自己，朝氣蓬勃的，
奮力向上的，讓人不能小看的。

我胖過的那些年

我不是一夜之間胖起來的，但是我彷彿在一夜之間被肥胖給毀滅了。

那是幾年前，我更加年輕的時候，當時，我和我的第 N 任男朋友在一個檔次不低的飯店裡吃一頓豐盛的自助餐。我在故意錯過一頓午飯的情況下，輕鬆地在半小時內吃掉了十個肉串、五個雞翅、兩盤杏鮑菇和三塊黑森林蛋糕。當我起身在餐廳裡走上三圈，稍稍消化後，又去端來一碗冷麵的時候，我那少言寡語又多愁善感的男朋友，忽然用非常幽怨的眼神看著我，說：「別吃了，瞧瞧你那腰板子啊，就不能像別的女生那樣，注意點食量嗎？」

我並沒有理會他，堅持把一碗冰辣的冷麵吃到過癮，要不是他的目光停留在旁邊餐桌的女人身上超過五秒鐘，我還在心裡盤算著去夾一碟辣白菜。我看著他目光投向的那個女生，她穿著牛仔短裙，露出纖細的腳踝，一張雪白的臉比我的巴掌大不了多少。我的心裡忽然有種不祥的預感，完了，我們大概離分手不遠了。

可是我又突然想起八個月前，他站在寒夜裡的路燈下，淚眼朦朧地和我說：「我是一個非常專一的人，小時候養成的午睡習慣，長大了也捨棄不掉，十歲時喜歡科學雜誌就一直堅持看了十年，十五歲時愛上吉他就一直彈到了現在，我相信自己愛一個人也會愛得很久……」我閉上眼睛接受了他的吻，心想，嘿嘿，他一定會一直愛著我，愛到地久天長，愛到海枯石爛，愛到就算

過了二十歲，
要有瘦
一輩子的
本事

我連續不停地吃下八個大雞翅，他也一定會愛著我。

可是第二天，當我還躺在寢室的床上，懶懶地消化著胃裡天南地北的食物時，卻收到了這樣一則簡訊，內容很多，涉及這八個月來我的種種無悔付出和心地善良，可是說到最後，話鋒一轉地變成了「分手吧」。我連忙打過去電話、發恐嚇訊息，威脅著說我要上吊自殺，可是當我蹲在宿舍的走廊裡撕心裂肺地大喊「我不能沒有你，你讓我今後怎麼辦」的時候，電話那頭的他嘆了口氣，「別鬧了，不愛了就是不愛了。」

後來他把我送給他的東西全部打包，在宿舍前鄭重地交給我。我的手指摸到他的手背，猶豫著要不要索求一個擁抱，可是他居然嫌棄地迅速甩開。

那是在和八個月前一樣的路燈下，他離開時的背影拉得很長很長，像足了一個手舞足蹈的負心人，在狠狠地嘲笑我這個胖子。

彷彿過了一個世紀，我還沒有從失戀的壞心情裡走出來。突然，有人說他有了新的女朋友，於是我迫不及待地去那個女孩的微博看了看。

從那之後，我再也沒有看過那條微博。因為我在微博上看到的那個女孩子，即使用非常嫉妒的心情去描述，那也是一個非常美好的女生。她穿著漂亮的紅格子小襯衫、緊身牛仔褲，做出踮腳看著天的模樣，秀出好看的腿形和肚臍眼。我那該死的前任，站在女孩的身旁，嘴巴咧到耳後根。我看到他們身

後的藍天白雲和陽光，忽然覺得他們般配得可怕。

那之後的每一餐，我都吃得備受折磨。

我去吃餐廳的沙拉雞排飯，一邊和老闆嚷著「多擠點沙拉醬」，一邊腦子裡浮現他新女友的小細腿；我去火鍋店，從一碗加了蔥花的沙茶醬裡，看到他新女友的小蠻腰；我去吃壽司，不小心把最後一個壽司掉在地下，那四下散開的米飯裡都是他女友的巴掌臉；我去海邊的小餐館吃辣炒田螺，眼淚禁不住啪嗒啪嗒地掉下來，因為我在那一個個小到可憐的田螺裡，忽然看到了那女孩可愛的肚臍眼。

＊　　　＊　　　＊

那時候的我是什麼樣子呢？我身高一百五十八公分，體重六十七點五公斤，五五分的上下身比例，身材比長相更加吃虧。可是那又有什麼辦法？吃，在我的人生中占據了不可取代的地位，我是在那聞著都會發福的油煙味裡度過最美好青春年華的。

學校門口五塊錢滿滿一飯盒的豆芽炒麵，走五公里排大隊去買的椰香蝴蝶酥，夜市裡三塊五一大把的炸雞柳，小餐館裡色澤鮮豔的鍋包肉和麻辣小龍

過了二十歲，
要有瘦
一輩子的
本事

蝦，還有來自我爸媽打不敗的肥胖基因……

　　起先，我把自己的脂肪隱藏得很好，後來眼看著就像懷胎六月的孕婦一般的身材，就再沒辦法隱瞞下去了。去照藝術照的時候，那位攝影師因為找不到一件適合我穿的衣服而面露難色地說：「看起來也不是那麼胖啊，怎麼這麼藏肉！」也有壞心眼的女生在我吃完第二份分量十足的燻肉大餅時，故意抬高音調，「天哪，你吃這麼多，怪不得胖哦！」再後來連下樓倒個垃圾，鄰居大嬸都能意味深長地說：「你這麼年輕，大腿後面怎麼都是橘皮呢？趕緊減肥吧，別讓你媽操心。」

　　於是，我氣急敗壞地為了證明一個胖女孩的自尊，就和一個喜歡我很久的男生戀愛了，可是又很快失了戀。那是個非常善良的男孩子，他走的時候給了我一個擁抱，誠懇地和我說：「對自己好一點，胖一點有什麼錯，不要折磨你自己，一個人的時候你要照顧好自己啊。」他看起來是那麼不放心，走的時候又再次回頭叮囑我，「你要照顧好自己啊。」那一刻我覺得如果我追上去從背後抱緊他，他一定會轉過身跟我說：「你要好好地，咱再也不分開。」

　　可是我沒有，強大的自尊心讓我在原地站得筆直筆直。我相信他離開我並不是因為肥胖，儘管他瘦得像根竹竿，和我一點都不般配。我想他大概是厭倦了我餓極生悲的脾氣，和每次吃完飯都去挖喉嚨將食物吐出來的強迫症。

很多年過去，我才漸漸理解，那種由深愛一點點變成無奈的行為，是因為我先不愛自己，他才無法再愛我，這並不是他的錯。

我沒有聽他的話，繼續折磨著自己，喝瀉藥般的減肥茶，吃不明來路的減脂膠囊，可這並沒有變成一個勵志的故事，那些形狀各異的脂肪，繼續在我身上踏踏實實地存在著。

有時，我決定和它們攜手共度餘生，有時又罵自己為何不能瘦過前任們的現任女友。我的胃經常抽搐疼痛，臉色鐵青，貧血嚴重，我愈來愈不開心了。

＊　　　＊　　　＊

有一天，我在春天裡走著，忽然哭起來。那天明明天氣很棒、氣溫很暖，周圍的人都很友好，但我是那麼不開心，我忽然想減肥了。因為哭著的時候我彷彿聽見自己說，你不要再胖下去了，你還年輕，還有那麼多美好的事情在等著你。

女人往往是在一瞬間下定決心的，不管是減肥，還是忘掉一個男人。

我似乎忽然間就變成了一個斬釘截鐵的女人，想要狠命地認真下去。我丟掉大把大把的減肥藥，不再期待有什麼靈丹妙藥會讓我一個晚上就變成輕盈

過了二十歲，
要有瘦
一輩子的
本事

的少女。

　　對於減肥這件事，我開始對它抱有無窮的耐心。我想起那個善良的男孩子在離開前一再叮囑我，「你要照顧好自己啊。」我決心去實現一個擱淺許久的誓言。

　　我做瑜伽，做到汗流進眼睛裡；我走很多路，經常獨自步行七、八公里路；我開始跑步，跳上了跑步機，從四百公尺就喘粗氣的體質，跑成了十公里不敗；我開始節制自己的胃口，把一個凶狠的食肉動物慢慢調教成一個溫婉的素食者。

　　我似乎真的一點一點地瘦下去了，那些頑固的脂肪不再出現在鏡子裡，我漸漸可以看到自己也有美麗的那一點點潛質。

　　我花了很久很久時間，才漸漸瘦成一個普通人，經歷過嘲笑、質疑和打擊，可是我從未懷疑自己會到達這樣的終點。因為減肥是一件多麼美好的事情，它清空了我多餘的情緒，令我愛上獨處的日子，讓我開始佩服自己的決心與意志。它讓一件美好的事情伴隨另一件美好的事情發生，這讓我的人生重新充滿很多很多的期待。

　　如今，我看著馬路上走過的超重少女，心裡還是會隱隱地產生悲憫的情緒。

很多少女的青春期，都是被肥胖毀掉的。她們用一身贅肉來承擔嘲笑、嫌棄和背叛，我就從那樣的經歷裡一樣不落地走過來。

可是我也會感激那段胖過的歲月，是一些人的離開，讓我格外珍惜如今的自己。在那些肥胖的日子裡，我走過很多地方、拍了很多照片，也度過一段自覺相當燦爛的時光，我並沒有自暴自棄地虐待自己。可是幾年後，再掏出那些照片仔細瞧瞧那時的年少青春，總覺得那樣的美景，是該配一副更好的模樣。這份心情，便是我對人生的覺醒。

一個女人，可以被很多東西毀滅，愛情的背叛，友情的疏離，親情的冷漠，可是最不可以被肥胖摧毀，那是你親手把自己毀滅。

脂肪無法評定一個人的本質，但是它在某種程度上顯示了一個人的決心、執行力，以及對待人生的態度。

* * *

如今已經奔三的自己，看著為減肥備受折磨的女孩子，非常想對她們說，不要去相信一個星期只吃香蕉立減五公斤的神話，因為那日積月累的飢餓，

過了二十歲，
要有瘦
一輩子的
本事

就在為你的再次崩盤儲存力量；也不要相信食物是女人最好的慰藉，因為那樣的慰藉指的是在心情沮喪的時候，去品嘗幾塊昂貴的比利時黑巧克力，而不是把不明來路的廉價糖果大嚼特嚼。

減肥是一項長期的事業，需要恆久的耐心，這和生活的哲學有相似的地方：你要懂取捨，切勿貪婪。

幾天前，我的第 N 個前任結婚了，他和新娘的照片在朋友圈裡幾乎都洗了版。

在我之後，他真的找到了一份真正天長地久的愛情，當年那個女孩和他一路走到了現在。我不再嫉妒他向她說過多少情話，只是給予沉默的祝福。她還是那樣美好，依舊纖細，沒有穿低胸的婚紗，氣質高貴又優雅。很可惜，就算是如今折騰一番、減肥成功、學會化妝又戴上了美瞳的我，還是沒有她那樣的臉蛋和身材，可是至少在有限的青春裡，我已經很努力很努力地成為最好的自己。

那一日，我跳上跑步機，用了兩小時四十六分鐘無間歇地跑完了二十一公里，以此紀念，我胖過的愛情與人生。

你努力變美，不是為了配得上誰

我的女友琳在二十七歲那年，遭到感情上的雙重暴擊。

一方面，她暗戀公司裡的一個男同事，但每次藉工作機會接近和暗示，他都無動於衷，甚至會對她疏遠和厭煩；另一方面，十八線縣城（註：指遠離城市的偏鄉地區。）的七大姑八大姨，張羅給她介紹各種相親男。有一次，她看到發過來的資料，寫著「年齡三十九，離異無孩」，她哭笑不得，找媽媽申冤。媽媽說：「你都二十七歲了，條件一般般，再過幾年連這樣的都配不上了。」

琳把我約到咖啡館，一邊大口嚼著提拉米蘇，一邊和我哭訴，「我二十七歲，就業於世界五百強，是個自給自足的都市女白領，我讀過那麼多書，也見過不少大世面，無非就是沒有大眼睛、尖下巴，配不上我的白馬王子也就罷了。到頭來，她們覺得我會連禿頭的離異中年男人也配不上？」

我奪過她手裡的蛋糕盤子，看著她亂蓬蓬的頭髮、臉上清晰無比的痘痘和已經超標的體重，告訴她，把你用來憤怒、抱怨、委屈和沮喪的時間、精力，都用來讓自己變得更美吧！

琳訝然：「娜姐你也覺得，只有變得更美才能配得上更好的人嗎？」

我說：「別想那麼多。先去報個減肥訓練班，把體重降到五十公斤；去找我做頭髮那家五號髮型師，給你設計個最適合的髮型；去城裡最好的皮膚科，治好你臉上的痘痘。」

過了二十歲，
要有瘦
一輩子的
本事

＊　　＊　　＊

　　琳照做了。從此她下班之後再也沒空參加閨密間的八卦會；她朋友圈分享的內容，從雞湯段子變成了健身房的自虐照；她認真學習起了健康飲食，再也不會吃掉三塊蛋糕而毫無負罪感。

　　一年之後，琳跳槽去了業內最好的跨國公司，我去她位於東三環的新公司樓下等她下班。她神采奕奕地踩著七公分高跟鞋翩然而至，穿著剪裁得體的職業套裝，臉上的笑容比春天的風還要暖。

　　我們挽著手臂去逛街，她已經瘦到了五十公斤，挑衣服的時候再不會每個牌子都試來試去地糾結，而是下手穩準狠，衣服穿到她身上，就像刻著她的名字。

　　我問琳：「你還覺得自己配不上他嗎？」

　　琳淡然地笑，「前不久確實約過他見面，他也吃驚地說我變化不小。可是我發現，我已經不那麼喜歡他了。當然，他也沒有因為我變美而愛上我。不過這對我已經構不成傷害和困擾。」

　　所以你看，變美的最大意義是什麼？不是終於幫你打贏愛情這場戰爭，而

是你會更愛美好的自己，會更放鬆和自信，愛這充滿煙火氣的人間。

變得更美的你會發現，關於配不配得上某人的命題，在你心裡早已雲淡風輕。

＊　　＊　　＊

女孩也許會困惑，我努力變得更美了，他還是不愛我，又有什麼意思呢？

戴安娜王妃那麼美，查爾斯王子還是最愛卡蜜拉；你好不容易讓自己的臉和氣質，襯得上香奈兒的高貴精緻，可是喜歡了三年的男上司，轉身就娶了大學剛畢業的傻白甜。

前不久，我被邀請去參加一個女性沙龍，沙龍的主辦方老闆是個三十歲的單身美女。她長髮如瀑、粉黛輕施、羽衣霓裳、明眸皓齒，像故事裡走出來的古典美人。

我們捧著一杯清茶，在她霧氣升騰、香氛繚繞的工作室裡聊了好久，才發現每一個美好而強大的女性背後，都有過不堪回首的過去。

那一年，她發現相愛多年的男友有了出軌的跡象，對方比她年輕貌美。她

過了二十歲，
要有瘦
一輩子的
本事

不服氣，報了瑜伽班、形體課，打了玻尿酸、肉毒桿菌，衣櫃全部翻新，口紅買了五十支。可是，依然沒有改變一段感情走到分手的事實。

我問她，後來你是怎麼走出來的？

她說，是健身房裡夜夜揮汗如雨，那盛大而綿長的痛苦，終於使失戀的傷痛變得不那麼清晰。終於，在練出了馬甲線的那天，她看著鏡子裡那個嶄新的自己，發現已經沒有什麼能打敗自己。

努力變美的過程使她變得勤奮自律。這些美好品質，也成就了她後來的事業。

當她變得很美，賺了很多錢的時候，不開心了可以飛到熱帶的島嶼去游泳；看過了富士山的雪和東京塔的白月光，也在南半球的森林裡遇見過一場忽明忽暗的傳說，她活得更釋然、開闊和自由了。

女人努力變美的過程，就是逐漸接近開闊、自由境地的過程。

別小看一個女人三十歲之後還能保持身材和美貌，那不僅僅意謂著她熱愛生活、勤奮自律，更傳達著一個重要涵義：不糾結、不沉溺、不認輸，把眼光和精力從關注外界，轉向關注自我建設和成長，活得更美更自由，而愈自由的女人就會愈幸福。

因為她對幸福的理解，不再囿於一個小屋簷，或者一個小圈圈，她主動擁抱那個更大更遼闊的世界。

＊　　＊　　＊

當這個世界教女人變得更美，去迎合直男主流價值審美觀，並在婚戀市場保持競爭力的時候，我只想對我的女性朋友們說，你努力變美不是為了配得上誰，而是為了活出自己生命的精采、豐盛和自由。你若盛開，便不會在意清風何時到來。

當然，變美會為你贏得更多的機遇、更多的入場券。但是感情這種事，並不會因為你有傾世容顏，就會給你終身幸福的權利。

擁有好的感情需要什麼呢？需要你在婚前擁有選擇和判斷的能力，婚後擁有經營關係的能力，以及面對變故時，處理危機、化解傷痛的能力。除此之外，還需要那麼點運氣。

我身邊那些對變美這件事不鬆懈的人，無論二十歲、三十歲還是四十歲，都是對自己的臉和身材高標準、嚴要求的女人，她們活得更自信、從容、自由，不管感情處於什麼樣的狀態，都不會放棄對生命的探索和熱愛。

過了二十歲，
要有瘦
一輩子的
本事

　　你努力變美，不是為了配得上誰。你努力變美，整個宇宙都會接收到訊息，吸引更美好的事情到你的身邊來。

　　不信，你試試看。

我知道你很誘人，但是我不要

我和好朋友吳惠子都有著多年的「戰胖」史，雖然我覺得她現在是一個走兩步路就會被大風吹走的瘦女孩，但昨天的她也在試衣間因為拉不上裙子的拉鍊而哀號了一整路。

變胖實在太容易了，要瘦就得千錘百鍊。

我時常覺得我們是這個世界的食客，不僅對食物是，對其他一切都是。

我們挑選好看的衣服，從購買方式到金錢取捨，從款式顏色到搭配法則。我們挑選迷人的景色，從路途遠近到抵達方式，從自然風光到人文古蹟。我們也挑選生存方式，從肆無忌憚到生存法則。我們也挑選陪同伴侶，從不甘寂寞到寧缺毋濫。

機會成本一遍一遍糾正著我們的選擇方式。直到有一天，我看到滿櫃琳瑯的糖果，各式各樣的焦糖、椰蓉、巧克力，似乎隔著玻璃就能聞見香甜的芬芳。

我把它們拍了下來，發給惠子。

她回覆：「我知道這很好吃，但是我不吃。」

我收起手機，對服務員搖了搖頭。

對啊，我知道你很誘人，但是我不要。

過了二十歲，
當有瘦
一輩子的
本事

我想我們終於學會如何在這個世界上，當一個合格的食客。

有些好吃的，我確定它很好吃，因為我吃過，那種縈繞舌尖的味道我永遠忘不了。但我也知道，吃完的結果是拉不上裙子的拉鍊。就像有些很喜歡的人，我只願意遠遠看著，確定自己很喜歡，但絕不靠近。因為靠近過後的哀愁，我承受不了。

終於學會對喜歡的東西說不，大概就是成長的意義。

*　　*　　*

這世界繁華多樣，再也沒有和誰一條路就到白頭的期盼。因為我們開始學會獨自走更遠的路，讓生命變得有長度，獨自丈量的溫度不會像赤道一樣灼熱，也不會像北極一樣寒冷，不溫不火或許很難熬，但是更長久。

如果你也是這樣一位「食客」，總在選擇和尺度之間糾結徘徊，凡事喜歡「過把癮就死」，要麼衝刺拿第一，要麼乾脆就不跑，只要你能承擔隨之而來的後果，那麼一切都是自主選擇的快樂。可是，當有些不能承受的後果預先出現時，希望你能好好想想取捨，再做決定。

年輕真好，不怕受傷，就像不怕發胖。

享受過程，因為還有大把時光來拯救過度的消耗，所以我們胖了又瘦，現在終於學會對明知道「不合適的甜美」搖頭 say no。

道路永遠平坦多沒意思，但是學會繞彎的同時，也要知道何時咬緊牙關、狠下心來返回正途。胖是錯嗎？喜歡一個不喜歡自己的人是錯嗎？或許不是，但是它很麻煩、很惱人，甚至讓人憂慮，你都知道的。

你問我過得好不好，我用身材來告訴你

年底要出版新書，編輯打算用我的照片做封面，我也終於招架不住閨密們慫恿，約攝影師拍了一組照片，而不是只用手機自拍了。

結果滿意的照片卻很少，為什麼？因為身材只是不胖，但還是不夠美啊！

生活中看起來不算胖的人，一入鏡頭就還是會顯胖一圈，我們當然不必像演員那般嚴苛要求體重，但在保證健康的情況下，依舊要保證自己的身材看上去是舒服的，或是漂亮的。

我個人的經驗是，一旦多出肥肉，減肥就成了難上加難的事，不如養成健康的飲食和運動習慣。任何年齡都不要發胖，讓保持漂亮的身材，成為我們的生活習慣之一。

女人的腰圍和小腹，是少女和大媽的分水嶺，必須誓死捍衛。

前段時間，多年未見的女同學來北京，當年是校花的她，如今臉部皮膚和狀態保養得還不錯，腰腹部卻發福明顯。她去年開始快步走減肥，體重下來了五公斤，但腹部贅肉難消，仰臥起坐一個也做不起來，鍛鍊腹部肌肉最簡單的抬腿運動她也不太了解。

減肥，首先不光是要瘦下來，還要讓自己的身材比例變得更漂亮，肌肉健美、皮膚緊實、氣色紅潤和體力充沛，這才是一個健康瘦美人的標準。不然，

即便你瘦成了一道閃電，也不是美！

如果我們的身材已經發胖，個別部位嚴重的話，除了管住嘴，還要透過一些針對性的運動來重新塑造身材，遠不是餓幾天或是跑幾天，抑或是依靠什麼減肥產品和工具，就能讓你達到目的。

如果你的身材並不胖，也沒有局部贅肉的困擾，那快步走、長跑、游泳、跳繩、瑜伽等任何運動，都可以幫助我們健身和獲得心靈上的愉悅。

身邊有些女性朋友，穿上合身衣服的時候，自己也能看出，沒有了小蠻腰，身材就缺失了好看的線條，小腹凸起，碼數就得加大，坐下的時候姿態變得臃腫，沒有了女性的嫵媚。這樣的身材看上去至少不年輕，著裝也會有諸多限制。

很多女人試穿衣服時常說一句話，「這件顯胖。」其實不是衣服的事，而是自己還是有點胖，不然穿任何款式和顏色，你的身材還是少女，你就還是少女。

設計師 Carolina Herrera 年輕的時候很美，一生過得傳奇，白襯衫一直是她的標誌性穿著。她說：「白襯衫是我生命的一部分，它總是看起來很清新簡單，同時又時髦性感。」

過了二十歲，
要有瘦
一輩子的
本事

只是用白 T 恤和白襯衫搭配一條牛仔褲，就能穿出時髦和性感，這需要的是一種什麼樣的身材？現在的她已經八十歲了。

如果我們失守了腰圍和小腹，首先放棄的就是一襲白衫搭牛仔褲，這才是少女的樣子。

＊　　　＊　　　＊

我寫過很多篇有關減肥和保養身體的文章，對不吃或是少吃晚飯這件事也和大家討論過，或許很多女人做不到，但這是控制腰圍和小腹不長贅肉的最好辦法，沒有之一。

即便如此，我們還是要有針對性地做些鍛鍊腰腹的運動，如果是在減肥後，這些運動可以緊實皮膚不顯鬆弛。不需要減肥的女子，能練出馬甲線就更好不過了，這絕不是瘦就能夠擁有的。

不吃晚飯，需要循序漸進的一個過程。午餐過後，下午三點可以用下午茶來補充身體所需能量；晚餐時先不吃主食，再慢慢過渡到只吃清淡的湯、蔬菜和水果；如果你晚上運動量大，不減肥只是為了健身的話，當然可以吃晚餐，不在深夜暴飲暴食。

　　偶爾徹夜放縱飲食，我也會有，但事後還是要恢復節制，不要經常只圖嘴上痛快。

　　如果不是自己嘴饞，怕寂寞，或是貪便宜，我們大多數人遠沒有那麼多必要的應酬和有用的社交。

　　攝影師的鏡頭下暴露出我的腰圍還是不夠苗條，穿緊身小衫，胃部還是被撐得滿滿的，於是我新一輪的減肥運動計畫又將開始。

　　首先就得少吃，然後才是運動。不忌嘴就怎麼都減不下肥肉，不運動就不會有緊實的肌膚，不要再自己騙自己了。我又要開始每晚公眾號更新的這個時間，餓到心裡都沒著沒落，反覆和冰箱較勁的日子了。但一想到我將擁有小蠻腰，穿什麼款式和顏色都輕鬆無壓力的時候，還是會忍了，因為我曾經捍衛過我的腰圍和小腹，並且嘗到了甜頭。

　　我不太能理解怎麼都不肯減肥的人，很年輕就腰圍長過了褲長、肚子胖過了老年婦女，在管不住自己嘴又邁不開自己腿的人生路上持續變醜，還連累了身體健康和情感走向。

　　你連真正為自己好的事情都做不到，聲稱為工作和別人付出再多都沒用，不要去浪費這種時間了，免得愈做愈招人煩，愈做自己愈焦慮。

過了二十歲，
要有瘦
一輩子的
本事

＊　　＊　　＊

　　長年堅持跑步的女友說：「最難的時候，就是你穿好跑步的衣服和鞋子的時候，但當你在清晨的朝陽下，或是夜晚的月光中跑出家門的那一刻開始，一切就都會變得容易起來。」

　　現在的一個決定，明天立馬就去做，只要後天天沒塌下來就堅持做下去，改變就是這麼簡單。

　　很多事情都是這樣，我們過於依賴已經養成的某種習慣，哪怕已經成為一個壞習慣，也抱怨著又將就著得過且過。

　　改變原本不難，那麼多人說自己就是做不到，或是堅持不下去的原因在於：你接受不了不能改變的結果，也改變不了能改變的事情。

　　除了懶惰是萬惡之首，能力和智商都會在一些關鍵時刻掉鏈子，即便如此，也並不代表你改變不了自己就是無辜的。因為能力透過個人努力，會得到提升展示機會，智商也會透過多讀書、少說話得到提高和修煉。

　　當女人開始誓死捍衛自己的腰圍和小腹，跨越年齡也能夠保持不變的時候，我們就擁有了一種最卓越的才華：不需要說話就能最先抵達別人的面前。

　　輕盈的身材來了，漂亮的衣服來了，美好的心情來了，更神奇的遇見也會
跟著來了。

　　一別經年，你問我過得好不好，我用身材告訴你！

美貌從來不是小 case，而是大本事

我的瑜伽老師，是一位非常漂亮的女孩，膚白貌美大長腿，翹臀美胸好身材。每一次去上她的形體瑜伽課，和她一起對著鏡子，各自審視，我都會覺得自卑已至極點，平常囂張跋扈的氣勢也蕩然無存。

沒辦法，誰美誰有理。女人哪有什麼天生自信，不過是暗自較勁，看誰能烈焰紅唇，氣場全開。

每每和她一起出街，看她高百分之九十九的回頭率，我認輸了，當然嘴上得找補一下。人是一種心安理得的動物，自身不足，皆可歸於上天造物不公，所以我努努嘴，「不就是老天賞飯吃，白給了一副好皮囊？也沒什麼了不起的。」然而，這話打臉了，在她給我看了她 N 年前的照片之後。

沒有豔光逼人，只有大跌眼鏡，區區若干年間的雲泥之別，讓我懷疑自己的眼睛出了毛病。一是胖，身上贅肉橫生，別懷疑，你們肚子上三層的游泳圈，這樣的大美人也是擁有過的。二是整個人沒精神，頭髮亂蓬蓬，衣著不講究，想來是因為對自身顏值不滿意，所以沒心情打理，一路這麼差了下來。

我抱著她的照片哈哈大笑，閨密間的互相比較又暗自慶幸，你們懂的。最重要的是，信心倍增，醜小鴨都能變白天鵝，我這種自視為白天鵝的人，還不得美上天？

所以，她怎麼變美的，我踩著她踏平的路，來唄，誰怕誰。就這麼著，原

本每天一小時，而且我說撂挑子就撂挑子的瑜伽課，變成了每天兩小時。

早上睡懶覺的時間，變成了三千公尺晨跑。一週要被她拽著去兩次游泳館。

下午五點後，哪怕餓得受不了，也只能忍著美食誘惑，喝一點蜂蜜水。我以前是習慣熬夜的，現在，由不得我有這種習慣，因為每天都累成狗，很快就進入了睡眠狀態。

每個週末陪著閨密到處浪，不用去健身房、不用上私教課的那一天，成為我最享受的一天。各種吃，各種懶，各種玩。

我對自己的堅持非常滿意，何曾為了美這件事情這麼拚過？當然效果也顯著，贅肉少了一層，皮膚更緊緻了些，美胸翹臀這種詞也算和我沾上邊了。

你們也一定覺得我夠生猛了吧，才怪！你知道嗎？當我每天晚上睡覺前以懶散的姿勢看電視劇的時候，我那個變態的教練兼閨密，一邊看著電視，一邊做著平板支撐。

那一刻，我覺得我徹底輸了。

我內心存著一股勁，想要和她比美，卻忽然發現，美這件事情，早已成為她的習慣。我的堅持是較勁的，她的堅持則是自然呼吸，所有關於美貌的習慣養成，已然成為她的血液，無須強撐，心無罣礙。

這就是美一陣子和一直美的區別，前者是不服輸，後者是不會輸。急不來，

過了二十歲，
要有瘦
一輩子的
本事

沒有多年的修煉，這樣自如的美，求不得。

　　雖然認了輸，但和她一起堅持變美的這段時間，收穫頗多。

＊　　＊　　＊

　　二十歲的時候，我對美貌這件事，是沒有什麼概念的。自覺容貌清麗，無須粉黛，亦能光彩照人，偶爾被人誇句好看，得意地回一句：天生麗質，爹媽給的。及至如今，一不小心晃悠到了三十歲，發現美貌這件事：老天說的不算數，爹媽給的要收回，一切全憑自身本事。

　　比如，我這個曾經不美、現在美翻天的瑜伽老師。再比如你多年未見，曾經嘲笑她為醜小鴨，卻在某年某月同學聚會時，忽覺眼前一亮的某個同學。

　　時光最易反轉結局，當年的光彩照人，也許一不小心就悄然失色，曾經的黯淡邊緣，也完全有可能萬眾矚目。

　　結局變換，得失之間，憑的從不是天分，而是勤勉。世間大多美貌，並非天生，而是後天經營得當。

　　所以，千萬別小瞧一個長得好看的女人，尤其是那些你從她臉上看得出歲月的痕跡，但仍然美得奪目的女人。

因為我美過也醜過、胖過也瘦過、放棄過也堅持過，所以我非常明白那些美貌的女人。她們從身材到那張臉、從飲食到健身，都藏著一種極為可貴的品質——自律。

她仍然緊緻的皮膚，她得體的衣著，都顯現著她們對自我的高度珍愛，以及對自身的高標準高要求。那一份美貌裡，潛滋暗長著敢與老天試比高的自信，悄然迸發著一個女人在歲月面前節節退敗，卻偏要反敗為勝的莫大勇氣。

天生長得美，並非一件難事，但日日與歲月廝守，與人間滄桑抗爭，那份美仍然堅挺，未被擊退，美了那麼多年，就足以得見一個女人的韌性，而非任性。

千萬不要吐槽一個女人：你不就是長得好看嗎？有什麼了不起的！

呵呵，美一輩子這件事，還真是了不起的本事。你以為頂級美人，是那麼容易當的？

睡前護膚的十八般工程，一點都馬虎不得；一日三餐要吃得好，又不能吃得多；行走坐臥，要優雅大方，不能隨隨便便蹺起個二郎腿；穿衣打扮不管人前人後，都要精緻美觀；說話不能大聲，吃飯不能有小動作；有體面的工作和朋友，有順遂的事業和婚姻，有說得出口的學歷，拿得出手的才藝；每天都要打起十二分的精神，像是從紅地毯走過一般。

過了二十歲，
要有瘦
一輩子的
本事

所以，沒有一股狠勁和韌勁，這頂級美人的位置還真坐不穩。

* * *

舒淇的風情，令人痴迷，但你可知，四十多歲始終少女身材的她，數十年如一日，堅持飯後靠牆站立半小時，所以才有那樣性感妖嬈的美背。

林依晨的少女感，讓人羨慕，但你可知，很多年來，她始終堅持晚上九點睡、早上五點起，在熬夜、睡懶覺已成習慣的當下，有幾個人能長期做到呢？少女感的背後，藏著令你感覺痛苦的自律。

被人稱讚美了一輩子的名媛唐瑛又如何呢？

她的自律和精細，已達登峰造極的地步。飲食時間上，精細到了何時早餐、何時下午茶、何時晚飯。就餐時，不能隨意擺弄碗筷，舉箸拿碗要極其輕柔，不發出聲響，食不能言，寢不能語，湯要散熱了才喝，不能用嘴去輕吹湯，因為不優雅。穿衣打扮，不管出不出門，都要大方美觀，不出一點差錯。

累嗎？痛苦嗎？當然，但這麼一路堅持了下來，美貌就長牢在骨子裡。

你以為她為美貌犧牲良多，毫無自由，卻不知那些你忍受不了的苦累，只是人家的日常。

美到無所謂死扛，自動收納清風明月，輕鬆應對所有堅持，這才是高段位的美。

真正的美，是有靈魂的。不會仗著天生那一點運氣，從此偷懶耍滑，不會以美為籌碼，去換一些無謂的虛榮，一手好牌打得稀爛。

真正的美，是一路撿起所有的難堪，嚥下所有難啃的骨頭，然後從歲月裡，提取獨屬於自己的那一點點精華，認真地、精緻地、持之以恆地體面過一生。

真正的美，你一定能從美貌背後發現一些品質，也許是自律，也許是認真，也許是堅持。

二十歲的美別驕傲，不虛妄地美了一輩子，才有資格怒懟所有質疑：是的，我沒什麼了不起，只不過愈來愈好看了。

有一種成就叫做：我能穿下十年前的衣服

　　我天生不屬於身材瘦小的那類女生，從小就得益於「能吃是福」的觀點，左手主餐，右手零食。

　　大概持續到十三歲，直到我數次表白隔壁家的男同學屢遭失敗，方才醒悟，哦，原來這個世界是不喜歡胖子的，所以我發誓要瘦下來。

　　我偷偷喝過電視上的減肥藥，偷偷扔掉我爸媽給我準備的夜宵，每天嚷嚷著要減肥要少吃，如果那時候就有微信朋友圈，全篇的內容肯定都是我要減肥、我要少吃之類的語錄。

　　而後瘦下來是因為再次表白，遭到了慘無人道的拒絕，大哭了一場，兩個月後，以瘦子的面貌走進課堂。至今還記得，瘦下來的第一天走進教室時，班裡的男同學問我：「你吃瀉藥了嗎？」

　　高中三年，持續減肥，不再吃減肥藥，熱衷跳繩和跑步，哪怕在高三學習壓力極大的那一年，我也堅決晚餐只吃蔬菜和水果，並且還熱衷於針灸。

　　還記得，盛夏的時候身上塗抹著當時甚是流行的辣椒減肥霜，渾身綁滿了保鮮膜，在最熱的時候跳繩和跑步，等我跑完步撕下保鮮膜，渾身都是發燙的，彷彿在火裡灼燒一般。

　　而當時跟我約著一起減肥的女生，卻把力氣花在了喊口號上。事實上，大部分大肆聲稱要減肥的人，都是減不下來的。

所有的逆襲，大都會悄無聲息地完成。

真正要達到目標的人，不嚷嚷不廢話，更沒時間關注別人的胡扯。我從不去知乎看別人減肥的對比圖，不去哀嘆自己一身的肥肉；我只知道我要瘦下來，只能閉嘴開始執行。

從少吃開始，忍住這世界的萬千美食。那時候，有一次特別嘴饞一種點心，買回來咬一口，嘗到味道吐出來，然後把剩下的狠心扔到垃圾桶裡。那個階段最愛做的事情是逛超市和熟食商店，我聞著那些味道，彷彿自己吃過一樣，走過一圈商店，然後摸著肚子心滿意足地離開。

我跑步、瑜伽、重量訓練，能練的統統都去做了嘗試。一三五瑜伽，二四六跑步，反正能嘗試的都嘗試了，從平板支撐一分鐘就喘不過氣，到現在我有了自己的馬甲線。

* * *

人生艱難的時刻那麼多，至少我的姿態要好看。

因為沒有上海市戶口而屢屢被企業拒絕的時候；為了一份實習工作跑到上海面試幾百次的時候；住在上海的舊房子，夜裡一個人起來打老鼠，帶著恐

過了二十歲，
要有瘦
一輩子的
本事

懼入睡的時候；被投資人拒絕說「我從來不投女人」的時候；稿子寫不出來的時候⋯⋯

那些生活裡被拒絕、被打擊、被質疑的時刻，我就會去健身，在跑步機上奔跑，舉啞鈴，做平板支撐，累到氣喘吁吁、大汗淋漓的時候，沖完澡重新站在鏡子前，我又是一條好漢。

變瘦，不是單純的體重減輕，而是我與生活無聲鬥爭的縮影。我是一個廢話很多的人，但真正遇到事情，不管是寫文章、創業，還是減肥，我都會盯著目標，悶聲不吭，死扛奮鬥，拚死努力，直到獲得我的那份成績單。

我減的不是肥，是對生活的抱怨、不堪、曲解和苦痛。

我獲得的也不只是馬甲線，是對生活的驕傲、鬥志與激昂。

如今的我，依然可以穿下十年前的衣服，驕傲的不是十年未變的身材，而是我心底的力量、自我的修煉。不只是身材，更是對事業、婚姻、家庭的執著追求，它反映在我的外在，就是我對身材的執著追求。

我知道前方的路很難，但是我永遠都會在低谷時低頭跑步，然後穿上漂亮的衣服，迎接一路上的暴風雨，見到屬於我的柳暗花明。

後天美女從不敷衍自己

週末寫完一篇稿子，額頭長幾個包，眼角有下垂的徵兆，嚇得我立馬放下手頭工作，拎起包包往之前辦了 VIP 卡的美容院跑。

美容院的美容師態度極好，她們讓我躺在美容床上，用中指和食指肚純熟地按摩我的太陽穴，接著一邊用無名指沾上眼部精華在我的眼肚和眼尾打圈圈，一邊用溫柔的口吻問我：「你究竟有多久沒細緻保養？你的後頸部長出了很多細小粉刺，頭髮也很毛糙。」

以前我每次來做護理，她們都表揚我皮膚白白嫩嫩，雖然我並非天生麗質難自棄，但靠後天勤奮補救的顏值還是讓我挺驕傲的。

但最近因為太忙而懶於護膚的行為，讓我的皮膚狀態非常差。

近日忙著寫新書及更新公眾號，在護膚上不小心走了粗獷路線，以前天天敷面膜，現在一週才讓自己享受一次；以前我梳頭髮動作慢悠悠，從頭頂梳到髮尾，一天大概也會打理二三十次，而現在如果不用上班，我都幾乎草草梳理一下，就蓬頭垢面地寫稿。

不用心收拾自己的人，連日常生活也跟著變得邋遢起來。

這週當我痛定思痛重新整頓自己時，精氣神好不容易才回來一半，看來想要時刻又美又自信，就別隨便任性。

過了二十歲，
要有瘦
一輩子的
本事

我見過的那些後天美女，個個都是在護膚上不苟且偷生的勤勞小蜜蜂。

我最佩服一位大學舍友對皮囊的用心良苦，她並不是我們宿舍裡五官長得最好的，卻靠著後天的努力，讓白白嫩嫩的皮膚獨領風騷。

大一軍訓，我們個個都晒成「包青天」，她也不例外，但不到半個月，她就妙手回春地把自己變白了，而我們其餘人還在變白的路上力挽狂瀾。

我當時觀摩過她的變美變白路徑，她的護膚過程真的比我們用心多了：早上會喝一大杯青檸蜂蜜水，排毒又美白；晚上會選擇喝牛奶，促進睡眠又美白。出門時無論陰晴都會塗抹防晒霜，她說防止紫外線就等於變白，等於成功了一半。

她每天都會敷面膜，身為學生沒有多少錢，就買屈臣氏裡臺幣四十塊一張的面膜，還會買一些原始材料回來自製面膜，比如切薄的黃瓜往臉上敷，買一瓶純牛奶，喝剩下的用來做牛奶面膜，敷完臉部敷頸部。她每天從起床到睡覺前都會鄭重其事地完成每一個細小的護膚動作，絕不敷衍。

比較之下，我們三天打魚、兩天晒網的護膚習慣弱爆了，所以大學四年她的皮膚狀態一直遙遙領先。

最怕那種天天喊著要變美變瘦的人，在管理皮囊和身材上卻自暴自棄。

比如，有位舍友身材已經胖到讓自己忍無可忍了，但是面對美食，她會自我安慰說，吃了才有力氣減肥，於是她一直胖到天荒地老。

想要變成後天美女，喊口號並不能讓你夢想成真。

相反地，在護膚的細枝末節裡兢兢業業的人，讓變美成為一種習慣的人，才最有可能突圍而出，心想事成，美成自己喜歡的樣子。

*　　　*　　　*

我有個怪癖，跟別人互動時，第一眼不是盯著別人的眼睛看，而是盯著別人的手看，尤其是女性的手。

因為手最能說明她是不是個懂得護理、生活精緻的女人。

有次跟一位長輩見面，我們在酒樓吃飯，整個過程中，我被她光滑柔嫩的手指吸引，她已經是將近七十歲的人了，但是雙手保養得極好，完全沒青筋、沒斑點、沒橫紋，塗著淺白色指甲油的手指在燈光下更加白嫩，讓我都不好意思把自己的手伸出來。

她的頭髮明顯經過精心打理，臉部沒老人斑、沒皺紋，誇張到連抬頭紋也沒一條，只有眼角出現了幾條魚尾紋。

過了二十歲，
要有瘦
一輩子的
本事

　　長輩年輕時並不算美女，卻愈老愈有味道。她在事業上奮鬥了一輩子，現在仍然是一家公司的董事長，平日管理著千軍萬馬，日理萬機，但是她臉色一點都不憔悴，反而神采奕奕。

　　好想窺探她的保養祕笈，但是在席間又不好意思，後來中途我倆上洗手間，我才略知一二。只見她洗完手，用紙巾擦乾後，立馬從包包裡掏出護手霜，細細地抹完左手抹右手，連指甲邊緣的地方都認真地塗抹。

　　我趁著她補妝的時候，趕緊誇她保養得好。

　　她很開心地說，平常無論多忙，都會做保養和煲湯，各種調理美容的湯湯水水輪番上陣。比如，疲勞時會燉牛奶燕窩，熬夜後一定會煲花膠雞湯；冬天煲溫補的湯，夏天煲清熱的湯，一年四季都有不同的食療方法。

　　雖然她現在歲數漸大，但對保養護膚的追求依然高標準，就像她對待事業的態度一樣，每次見客戶都會妝容精緻、大方得體，讓人覺得備受尊重。

　　從內而外地對自己不敷衍的人，才最有資格美到長命百歲。

＊　　＊　　＊

　　最近因為要準備採訪一位時尚雜誌總編，邊做她的功課邊驚嘆，原來她不

僅對時尚有獨到的見解，在保養護膚方面也是佼佼者。

捨得在自己身上花時間精緻打扮、用心保養的女人，別人是看在眼裡的。有智慧又有美貌的女人，人見人愛。

總編在網誌裡說，她的皮膚真正好起來是三十歲後。在她的書裡透露了更多她的保養細節，比如：為了保濕皮膚，她每天都會喝十杯水以上；她喜歡在包包裡隨身攜帶保濕噴霧，這是急救皮膚的好辦法。她的電腦附近和寢室會安裝「吞雲吐霧」的加濕器，讓自己每天都沉浸在濕潤的溫柔鄉裡。

她還談到一個護膚祕訣，我簡直要用小本本記下來。她說換季要記得換保養品，每個季度她都會更新梳妝檯，而且地理環境不同，護膚的方式也不同。想想我自己一年三百六十五日都用同一種保養品，也是相當慚愧。

在書裡，她還加粗重點地說，她無論去到哪裡，面膜天天都敷，防晒日日都做。佩服她的護膚之道，更欣賞她對皮囊精心打理的態度，就如她打理時尚雜誌一樣一絲不苟。

前半生的美貌靠基因，後半生的美貌靠自己。

三十歲後快馬加鞭地保養也不會遲，用心人天不負，尤其在護膚這件事上。

千萬別低估那些有能力在後半生讓自己容貌逆襲的女子，她們分分鐘有能力把自己的命運也逆轉。

過了二十歲，
要有瘦
一輩子的
本事

　　那些從不敢敷衍皮囊的後天美女，她們也不會敷衍自己的命運，在一步步精心打理自己身體髮膚的同時，她們的人生也一步步被打理得順風順水。

　　在我看來，後天美女最配得上「美貌與智慧並重」的誇獎，因為在後天有能力變美的女生，她們從皮囊到思想都具有自律的慧根。

　　在我眼裡，終生美麗並不是屬於天生麗質的人，而是屬於那些有智慧、又有能力持之以恆變美的人。

別用六十公斤的體重，去裝幾克輕的靈魂

我在年輕一點的時候，完全不用考慮胖瘦問題，和密友相約去吃飯，一頓又一頓，海鮮、燒烤，乃至於油膩膩的烤鴨，狼吞虎嚥塞進嘴裡。一、兩年下來，仍然瘦，旁人說：「呀，你怎麼吃都不胖的呀！」

我心裡沾沾自喜，覺得老天賞臉，給了一副好皮囊。

誰知一過了二十五歲，好時光大不一樣，不僅胖了，連體質也發生了變化，現在多吃幾片肉，體重就嗖嗖嗖往上漲。

從二十五歲到二十七歲，兩年之間，我長了九公斤。上天曾經恩賞我的，現在統統拿了回去。當然心有不甘，一個女人，但凡美過，就再難接受自己變醜的樣子。

胖，之於我，唯一的好處是省錢。

和閨密逛街，商場裡挑來挑去，一件衣服都沒買。閨密說，你穿那件挺好看的啊，她不知道，當我站在鏡子前，看著自己小心翼翼靠衣服遮擋起來的贅肉，是一種怎樣的絕望。不不不，當年很瘦的我穿起這件衣服來，應當是瘦而仙的，絕非現在這個樣子。

趕緊脫下來，逃離那種沮喪。

再也不穿白裙子，那是瘦子的高級訂製，胖子穿了只怕露怯。不仙不美且不說，總感覺自己像是披了塊抹布。

過了二十歲，
要有瘦
一輩子的
本事

買衣服永遠都讓售貨員拿 S 號，告訴自己，繃緊一點，還是能穿上的，結果撐壞了人家衣服的拉鍊。偶爾聽到別人說「你穿 M 號更合適」，就非常難過，根本顧不上面子，急急搶著告訴人家，「我只是最近胖了，以前瘦得很，早晚會瘦回去的。」

誰說好漢不提當年勇，好女亦不應提當年瘦如修竹、傾國傾城。

我喜歡的艾掌門說：「那麼辛苦地變漂亮，可千萬不能醜回去。」真的，沒什麼比一個女人「毀了容」更恐怖。

如果你胖過、醜過，你一定懂這裡面的辛酸。

＊　　＊　　＊

後來，我對自己說，不行，必須瘦回去。靈魂才有多重，絕對不需要太重的身體去裝。

自然，變美很辛苦。譬如，我大學時代的閨密得知我要減肥後，給我訂了幾條規矩：堅持不吃辣，堅持不熬夜，吃飯七分飽，多菜少肉，堅持跑步，就算不跑，至少飯後散散步。

說說都很簡單，真正實踐起來，太要命。比如嘴癮最難戒，一頓麻辣小龍

蝦就能把我半個月的努力打回解放前；比如熬夜已成習慣，很多文字不到深夜完全寫不出來。至於跑步，對於我這種「飯後倒」重症患者，就更別提了。

以前天然瘦，不知道控制體重原來這般艱難。和閨密抱怨，「瘦，是一件這麼痛苦的事情嗎？」被她一句「不然，你以為呢？」嗆得無話可說。

我的閨密就很瘦，瘦不稀奇，關鍵是穩定。她的體重幾年以來都維持在一個數字，簡直可用來檢驗體重計是否合格。

也許你會說：「可能她就是那種吃不胖的體質啊。」她不是吃不胖，而是從我認識她起，對於吃，她就控制得很嚴格。做為一個標準吃貨，我常常對此百思不解，怎麼有人可以面對一桌子美食，卻依然保持小龍女一樣的「冷若冰霜」？她吃飯是真的吃到七分飽，只要到了這個量，無論你怎麼引誘，她都不會上鉤。

這種近乎殘忍的自律，使她的顏值始終維持在高水準。當然羨慕啊，但是回過頭想想她對自己的狠，又覺得這種美，真不是羨慕就可以得來的。

人人都覺得胖最痛苦，但其實胖最痛快，不用克制，不用自律，無非就是後果自負。但若你能看開，不在乎別人的眼光，不過分苛求外貌，這後果也沒什麼負不起的。

瘦，恰恰相反。那些看起來的很舒服，別人永遠不知道經歷了怎樣的束縛。

過了二十歲，
要有瘦
一輩子的
本事

不經九九八十一難，誰能取到瘦之真經？變瘦的過程中，無數次與欲望博弈才是最痛苦的。

人都有慣性懶惰和拖延，自律並不是一件容易的事情，如果沒有強大的精神支柱支撐著，自律這條路，常常會轟然坍塌。

難怪別人說：一個女人若能管得住嘴、邁得開腿，還有什麼不能做到的？

＊　　＊　　＊

我特別喜歡亦舒筆下的都市女郎。不管是《流金歲月》裡的蔣南孫，抑或是《玫瑰的故事》裡的蘇更生，都是很讓人尊重的職業女性。

她們有才華有學識，有叱吒職場的能力，深諳世故卻不囿於世俗，在芸芸眾生中有靜坐一旁、芳華暗度的獨特氣質。水晶心肝玻璃人，為人八面玲瓏，有推己及人的氣度；處事行雲流水，有不容瑕疵的嚴謹。事業當然不遜於男性，十之八九做到高層是因為感情上不拖泥帶水，男歡女愛，緣來緣去。

如此有能力，偏偏都瘦且好看，容顏秀麗，身段纖細。

亦舒常說，美要美得有靈魂。

可究竟什麼是美得有靈魂，我想美出靈魂的樣子應該就是內外兼修，內修

一身才氣，才能外修一身仙氣。

美出靈魂的樣子應該也不能太胖，準確地說，是當你想瘦的時候，有能力瘦下來。胖瘦之間的轉換，考驗的是一個女人的自控。

最怕你控制不了這人生的瘋狂，把體重飆到六十公斤，把靈魂壓縮到幾克輕。

靈魂要修煉，體重要修減。不要以為腰圍只是多了一吋、體重只是增了半公斤，如果再不控制，你的靈魂會愈來愈輕。

真的，當你從胖修煉成瘦，就會知道你是一個多麼了不起的人。因為，所有變好的過程都是掙扎痛苦的，你能保持美好姿態，是你的靈魂在支撐。

你真的要相信，只有愛自己，才會更好命；只有自律，才會更自由。不要太早放棄自己的美貌，那樣靈魂也會走了樣。

瘦，也是一種很努力的生活態度

我住在北京城東邊的一塊繁華之地，卻因為前後的兩個公園，住宅區也擁有了一方鬧中取靜的閒適，多出了生活的氣息。

小街拐角的咖啡館最熱鬧的時間是上午和下午，一過晚上六點就沒有多少客人了，而周邊的住宅裡會逐漸亮起一盞盞燈火，是大家回家做晚餐享受生活的時間了。

我喜歡下午去咖啡館小坐，傍晚再從旁邊的超市買些蔬菜、鮮花和牛奶回家，白天是我個人的時間，晚上則屬於家人。

附近有健身房，還有大型運動場館，所以常能看到運動結束後的男女，也來咖啡館裡喝上一杯小憩片刻。

好多人都在說運動，但如果不能真正享受到運動後帶來的快感，就很難堅持下去。

我喜歡打網球，在場地上跑動兩個小時後，雖然大汗淋漓但神清氣爽，同時這也是和家人、和朋友互動交流的時間。不需要什麼語言，我們一起運動、一起健康、一起瘦，就是殊途同歸的美麗夢想，沒有什麼能比這個理由，更能讓我們一直相親相愛下去了。

咖啡館門前，來來往往做運動的男女，幾乎都擁有一級棒的身材。他們穿

著運動短褲、短裙、背心、網球鞋，已不是簡單一個「瘦」字就能概括的美。緊實的肌肉，光潔的皮膚，紅潤的臉色，連長髮都洋溢著年輕的光澤。誘人的樣子和實際年齡根本沒什麼關係，就是那麼賞心悅目。

　　要知道，在北京這樣生存壓力巨大的城市裡，能擁有這種生活態度的男女，一定都是狠角色。因為他們要比別人更努力，才能去享受大都市便利的公共設施，才能去如此執著地關注身材和健康。

　　當我們跨越生存的艱難，邁入生活的門檻，之後還會遭遇舉步維艱的時刻。於是，有些人又回到了原點，愈不安愈焦慮；有些人則體會到了樂趣，愈努力愈安全。

　　每每看到眼前走過這樣的男女，我根本不好意思說自己保持身材有什麼辛苦，如果能換得這樣的顏值和狀態，我願意一直在又瘦又好看的路上，努力到永不懈怠。

＊　　＊　　＊

　　我身邊的幾位閨密也都是狠角色，公司裡是獨當一面的中高層，幾位生活中還是辣媽，即便經歷懷孕、生子、哺乳的過程，體重也可以在短時間之內

過了二十歲，
要有瘦
一輩子的
本事

恢復到從前玲瓏的模樣。我們常在一起喝下午茶，也發照片去朋友圈炫耀，看到滿桌子的茶點也會有讀者問：「這麼多你們都吃了，得胖多少啊？」

可我們誰也不會胖，因為每次相約下午茶，之前的午餐我們不吃，傍晚各自回家後晚飯也不吃。

減肥的過程不是什麼都不吃，而是要管住嘴少吃，並且注重營養搭配。保持體重的過程中也不是讓自己徹底放棄享受美食的樂趣，而是該吃的時候要吃，但不暴飲暴食、不吃垃圾食品。不該吃的時候一口都不吃，要狠。每天早晨秤體重，體重上浮一旦超過兩公斤，就應該引起重視，用盡辦法也要回到對於你自己最標準的數字上。

看上去讓自己一直又瘦又好看的過程好像很辛苦，其實你只要把「瘦」當成一種生活態度，做起來就毫不費力了。

看著那些原本就適合你的小尺寸美裙靚衫，不需要多修飾、更不用 PS 的自拍照，身邊人驚豔羨慕的眼神，完全會忘記年齡的坦然，你就知道自己如此努力地瘦著，該是多麼有價值了。

我不認為人分三六九等，但我們要做什麼樣的人有多種選擇，我相信沒有人會主動選擇成為一個胖子，或許都是一不小心就胖了，又很難有減下去的決心。

可如果你不能選擇做更好一點的人，那你的社會價值就是零，當你胖起來
的身體也是一副充滿負能量的樣子，生活的美好一點也看不到。得不到別人
的認同和愛，你的狀態也會像霧霾天般，醜陋到爆表了。

＊　　＊　　＊

常常有人問我美好的女子是什麼樣子。

其實，無所謂一個人還是兩個人，我們更好一點的生活態度就是：不需要
任何標籤，終於知道了自己的好，不浮誇，不張揚，不再需要被人捧，也不
再需要很多愛。我們內心清楚明瞭：「是的，我就是這麼好，我已經在做一
個更好的人了。」

也常常有人問我，怎樣才能成為這樣的女子。

先從小事做起，穿乾淨的衣服，吃自己做的飯，養好乾枯的頭髮，保持標
準的下浮百分之五的體重，交一個正能量的朋友，給自己疲憊的生活找一個
英雄的夢想，或許是愛情，或許就是一個人也要有一個人的樣子。徹徹底底
和過去的苦樂傷愁告別，哪怕你暫時不可能擺脫往昔的得意，或是現下的困
頓境遇，只要你做了決定，就已經邁出了第一步。

過了二十歲，
要有瘦
一輩子的
本事

　　美好的樣子都是帶著正能量的，有溫度的靈魂才是我們活著的證明。如果這個世界還有什麼能夠看濕了眼睛和溫暖了人心，那一定是因為我們自己。

自律的人生才有可能開外掛

前幾天出差，碰巧去了我大學舍友的城市，時間充裕，想著好久不見了，就約了一起逛個街、喝個下午茶。

她叫小瑞。我一邊等著她，一邊刷著微博。直到她在我對面坐下來，我都差點沒有認出來她是誰。網路上見過很多瘦身勵志的故事，基本上都是為減肥產品打廣告的，身邊真正從胖墩逆襲成白富美的真沒見過。

但是小瑞真的做到了。看著她自信恬淡的笑容，那一瞬間讓我有點嫉妒，但更多的是我目光裡的驚訝。時隔兩年，與大學時期的她判若兩人。

記得大學的時候，她是唯一一個沒有過初戀、沒有被人喜歡過追求過的女孩子。

因為真的太胖了，游泳圈一圈疊著一圈，大腿比我們的腰粗，翻個身感覺床都要散架了。她從來不燙頭髮，一條粗馬尾永遠透露著鄉土氣息，衣服都是媽媽給她買好的，款式老舊。還有一笑就瞇成一條線的眼睛，以及永遠充滿富態感的雙下巴。

她有吃不完的零食，要不自己買，要不祖父祖母給她寄。總之嘴巴沒有閒過。

很多人說看一個人，不能光看外表，要去了解一個人的內心。

這話沒錯，因為長期相處，我們都明白小瑞是一個有才華又熱心腸的女孩，

非常好相處。但是即便給她介紹男朋友，對方也沒有耐心去了解她獨特的靈魂。

沒有外表做為支撐，誰願意了解你高潔無雙的靈魂。

即使這樣，也沒有讓小瑞產生戒掉零食減肥的念頭。直到畢業之後，進入公司工作，小瑞才開始慢慢蛻變。

據小瑞說，她的上司是一個極其有氣質的女人，無論談吐或是體態，都讓人挪不開眼睛。做為上司的直接下屬，有時候出去見客戶，上司都不願意帶著小瑞去。

眼看著其他同事都在升職，只有小瑞還在原地。上司實在忍不住了，當著全公司的面跟她說，讓她減肥。

一開始，小瑞想透過節食瘦身，早晚燕麥片代餐，中午減量，結果一個月下來，瘦是瘦了一點，但是時常胃疼，身體的各種毛病開始往外冒。小瑞又開始在網路上查閱減肥資料，買了一套健身操課程。回來跳的時候，發現自己連一節都堅持不下去就四肢無力。

那段時間，小瑞對於自己充滿了挫敗感。難道胖子就不能有未來、有愛情嗎？

一個不自律的人如何成為一個自愛的人，一個不自愛的人如何找到他愛。

小瑞的媽媽每天早上五點半起床拉著小瑞跑步，一開始小瑞跑三百公尺就開始氣喘吁吁。對於在學校跑八百公尺都要休息一整天的人，跑步是最要命的事情。

一開始小瑞跑一跑停一停，每次要放棄的時候，就對著鏡子看看自己，然後又堅持了下來。一年多下來，小瑞已經能一口氣跑下七公里了，而且與此同時，晚上有時間還會去健身房，也會跳健身操。這期間，從不晚睡，規律飲食。

* * *

一年靠運動瘦下了十五公斤多，體態上發生了巨大的變化，整個人的氣質也上去了。沒有了雙下巴，臉小了一圈，眼睛大了很多。

小瑞又開始學習化妝。眼前這個人再也不是以前那個因為懶惰而麻痺自己，說素顏最美的人。

眼前的小瑞，化著精緻的妝容，穿著以前從來不敢嘗試的白色連衣裙，美得知性而舒服。電話嘟嘟地響起來，小瑞看了一眼手機提示，露出會心的笑

過了二十歲，
要有瘦
一輩子的
本事

容，又鎖上手機繼續和我聊天。

小瑞說，最好的愛情就是，你喜歡的人，剛好也喜歡你。

哦，對了，小瑞前幾天打電話說自己升職了。自律的人生真的開外掛了。

跑步，運動，健身，減肥，讓自己變得更美，這條路小瑞愈來愈上癮，並從未停止過。每一個胖子都是高顏值的潛力股，每一個素顏的普通女孩都可能瞬間變成女王。

前提是，你捨得放棄賴床的那幾分鐘舒適來塑造自己，你捨得戒掉躺在床上，玩手機到凌晨一、兩點的壞習慣。

沒有任何事情是一蹴而就的，你想改變人生，就得先改變自己。如果你控制不了體重，憑什麼控制自己的人生？

好習慣貴在堅持，壞習慣一秒就能成形，只有堅持自律，才能重塑自我。雖然堅持自律一開始會很辛苦，但也只有自律的人生才有可能開外掛。

沒有真正的胖子，只有對自己不夠認真的人

七情六欲中的食欲看上去好像人畜無害，其實它最凶殘。

Aurora 是在去土耳其旅行的途中認識男友的。

在格雷梅小鎮乘坐熱氣球的時候，男友一條腿剛邁進格欄，同乘的人都不禁提了一口氣，面露擔憂。其實，男友生活在上海，除了身材有些偏胖，其他條件都不錯，三觀端正，為人熱情。

兩人談戀愛的第二年，Aurora 也來到上海，那時候男友還只是普通的房產銷售，業績平平，薪水沒什麼變化，體重卻有增無減。

去年公司體檢報告出來，男友不過二十九歲就已經膽固醇超標，血脂高，還有脂肪肝。

Aurora 業務能力出眾，轉正式職員後不久就得到重用，職位和薪水也提升很快。但男友卻愈來愈不順利，一年換了四家公司。男友總會強調自己運氣不好，不是抱怨上司不賞識，就是公司管理混亂，工作的事情愈來愈不上心，聚會玩樂的時間倒是多出了不少。即便不出門，叫外賣和打遊戲也占據了他全部日常。

男友再一次辭職後，在家待業一年之久。

是的，多肉的體形，是經常與懶惰、遲鈍、愚蠢而無法自制聯繫在一起的。

過了二十歲，
要有瘦
一輩子的
本事

在男友第 N 次因為打遊戲而錯過求職面試的時候，Aurora 提出分手，結束三年的感情，一個人搬到自己租的公寓生活。男友找到她的新住處，質問 Aurora 是不是因為自己窮才要分手。Aurora 給男友遞過一杯檸檬水，說：「我不是嫌你一直窮，而是因為你一直胖。這些年你確實愈來愈壯，但不僅沒能帶給我安全感，反而讓我愈來愈憂心我們的未來。你的懶惰、不思進取讓我覺得，我們的愛情裡，飄著一層厚重的油腥。對不起。」

我們常常是給自己的欲望供給得太多，給理想的供養卻少得可憐。

別什麼都拿窮說事，事情的真相其實是：比錢你丟人，比外在和內在你更丟人。找不到和留不住對的人，是因為你改不掉錯的自己。

如此的人生是因為一時糊塗走錯了路，還是怪別人沒有規勸？都不是。成年人的世界裡，看似命運的捉弄和身不由己，其實都是當初你自己自願選擇的。

*　　*　　*

我從前是個胖女孩，是那種沒有收到過情書、大合唱要站在角落、舞蹈服

沒有我尺碼的胖女孩。

如今我不算胖了，偶爾還有人說我瘦。即便這樣，我仍然對體脂秤上的數字誠惶誠恐，長期處在小心翼翼觀察體重的狀態中。今天秤上顯示我胖了半公斤，那麼明天的每一餐，我都不會吃主食。至於藍莓蛋糕和起司披薩，我已經忘記是什麼味道了。

我常常問自己的一個問題是：我這麼苦到底是為了什麼？

每天都會計算碳水化合物和蛋白質的攝取量，晚飯大致是戒了，早餐不會太嚴苛，吃的時候還會在心裡告訴自己：吃吧吃吧，今天只有這一頓飽飯。午餐不敢放開吃，每次吃完就會與想要葛優躺（註：指演員葛優在喜劇《我愛我家》裡的劇照姿勢，後引申為頹廢之意。）的欲望拚命鬥爭，偶爾還會貼牆角罰站自己好一會。

最喜歡吃的奶油火鍋，也只能偶爾吃一次，一個月絕不能超過兩次。一邊吃還一邊譴責自己：你這就是「犯罪」啊，你知不知道你現在就在直接吞油和脂肪？！

思想搏鬥之餘，身體也要搏鬥。

市面上常見的減肥方法，我幾乎都試過，針灸拔罐、茶葉消脂、七天減肥、精油按摩、斷食喝水，當然還包括吃減肥藥。所以，我可以以一個過來人的

過了二十歲，
要有瘦
一輩子的
本事

身分負責任地告訴你，這些讓人眼花撩亂的方法，多半都是騙人的！

你用金錢和健康換來的，不過是一次狂歡後的落寞，會讓你陷入無限的自責和難堪之中。

節食加運動，永遠是最老土也最有效的瘦身方法。二十五歲那年，在下決心減肥後，我決定每天去公園快走一個小時。

公園裡的爺爺奶奶會說：「這麼年輕就知道鍛鍊，關注自己健康啦。」我只是笑笑，不說話，心裡想：「其實，我是為了一件吊帶連衣裙。」其他女孩子都是瘦削的肩膀配上天鵝頸，我的胳膊卻像剛在泥巴裡拽出的蓮藕一樣，白白胖胖，圓圓滾滾，真的配不上任何一件我喜歡的衣服。

回到家後，我會跟著運動 APP 做三組虐小腹運動、三組瘦腿運動、三組瘦手臂運動、三組提臀運動，外加十五分鐘平板支撐。結束所有運動後，我會在瑜伽墊上呆呆地躺一會，然後拖著氣喘吁吁的自己去洗澡，常常站在淋浴下十幾分鐘一動也不動，因為真的太累了。實在餓得不行，我就去冰箱裡拿出一根黃瓜，沒滋沒味地吃掉。我為此養成了早睡的習慣，不是因為真的睏，而是心裡想著：快睡著快睡著，睡著就不餓了，熬到早上就可以吃東西了。

沒想過放棄嗎？當然想過，每天都要想幾百次吧。

想當一個快樂的俗人，一點也不想管住嘴，一點也不想邁開腿，想吃涮羊

肉，想喝香檳，想吃漢堡，想喝奶茶，想吃薯條。

那麼回到剛才的問題，如今我已經擁有了許多條 S 號的裙子、更多好看的衣服，以及偶爾放縱一頓啤酒配炸雞也不會胖的資本，但這麼多年我還是堅持控制自己的身材，為什麼呢？

想來想去，真的不是為了誰，而是為了尋找更完美的自己。我知道那麼多鼓舞人心的勵志段子，寫過那麼多安撫人心的雞湯軟文；我告訴我的讀者要愛自己、要約束自己、要對自己有期待。但如果有一天，我的讀者見到我，說：「特特，你居然是個胖子。」我會覺得，我曾寫過那些勸誡別人的話，都會顯得空洞和蒼白，甚至有點可笑。

我想更正式地愛自己，這所謂正式，就是一些能夠充分展現出自身整體氣質和生活品質，能夠增加自信，同時也對自身有約束力的行為、態度和堅持。

美不是一個狹隘的形容詞，而且沒有年齡的限制，我還有很長的路讓心靈和容貌一起成長，除了皺紋，還可以收穫成熟。最終發現自己是一個特別的存在，被身邊人需要著和愛護著。

過了二十歲，
要有瘦
一輩子的
本事

*   *   *

　　無論你是胖著過一生，還是瘦一輩子，都沒那麼重要，重要的是你要有控制自己、讓自己自信與自律的本事。

　　你的身材、姿態，甚至你的表情、臉上的每一條皺紋，都揭示了你的內在，展現出關於「你是誰」的資訊。它們真真切切地存在，像刀子一樣雕刻出你的樣子。

　　讓自己變瘦變美，不需要意志力的調動，不需要去晒朋友圈，不需要自我感動，更不需要自我說服和強迫，而是讓它成為一個習慣。

　　面對生活的最佳態度，並不是時刻警覺的反抗，也不應該是面對洪水猛獸時的狼狽逃竄，而應該是談一場戀愛的態度。

　　你從不做出慘兮兮的努力姿態，而是像面對戀人一樣，永遠把自己最美的一面展現給生活。於是生活自然會把最美的一面，回饋給你。

　　雖然人們總是強調，不要過分關注一個人的外表，而忽視了其內在的品質，但你要明白，你是一個品牌，外在邋遢，怎麼讓人相信你有優秀的內在？再忙再累，也要抽出時間讓自己美起來，你總不能既沒錢，又單身，還「胖」若兩人吧？

人間的美食，是為了給我們的身體供給營養和享受其滋味的，真的不是讓你吃醜和吃胖的。那樣只會辜負了美食，也怠慢了自己。

當你瘦下來，你會明白，肯德基不會關門，小龍蝦不會滅絕，麻辣燙也不會停售，奶茶店會愈來愈多。可是，二十幾歲的青春和身材卻只有一次。不瘦下來，你永遠不知道自己有多美。所以，請你一定要克服重重困難，一定要在最好的年紀活得最漂亮。

加油！這個「加油」不僅僅是「你還要繼續努力」的意思，還有我從心底支持你，為你歡呼鼓掌，希望當你回首過往時，會感激你曾為減肥流下的每一滴汗，而不是遺憾自己的體重從未如願。

瘦身這條路，路漫漫其修遠，每一個走在這條路上的人，都是在一步步努力靠近理想中的自己。當你還不知道自己哪裡與別人不同的時候，就先從體重上拉開彼此的距離吧。

畢竟，春天不減肥，夏天徒傷悲，秋天沒人追，冬天無三圍。人一旦失去追求未來的動力，餘生便只剩下重複。

「瘦」這件事，到底有多重要

必須談談這個話題了。自從我出版了一本小說集《這個世界上的一切都是瘦子的》之後，人們都覺得我對胖子太不友好了。

然而事實上，那篇小說的主角就是一個胖胖的女孩，跟瘦子沒什麼關係。

但我自己是個瘦子，並且可以說，強迫症似的追求著「瘦」。我對自己身上長出的贅肉非常敏感。我喜歡扁平扁平的自己。

我的偶像有川久保玲、碧娜 • 鮑許、蒂妲 • 史雲頓……確實沒有一個胖子，都是愈來愈瘦，後期的碧娜 • 鮑許幾乎瘦成了一把骨頭。

畢竟偶像就是我們對自我的理想化的投射，可見我對自己的期待，確實是瘦、瘦、瘦。

我一直就瘦。小時候家裡經濟條件不太好，不是那種可以大吃大喝的家庭。生在鄉下，運動量很大，爬樹下河。而且我從小就是個焦慮的小孩。

我胃也不好。據說寫作的人，大多胃不好。因為思慮多的話，就傷脾胃。不過，我也享受到了瘦的快樂：長跑沒有怎麼訓練，高中三年卻都是運動會冠軍；買衣服從來沒有什麼尷尬，都能穿；整個人感覺很輕鬆。

因為一直享受著瘦的便利，所以很喜歡瘦。

在我年輕時最瘦的時候，經常有人說：「你太瘦了。稍微胖一點點或許更好看。」

但我追求的不是「好看」，而是「瘦」。我並不是因為好看才追求瘦的，我只是追求瘦而已。

其實從美觀角度來說，年紀大之後，一般認為是略豐腴一點會好看，氣色也好。但我就是喜歡瘦到乾巴巴的那類女人。

最討厭的是每次都會因為這個跟媽媽吵架。媽媽希望我胖一點，我跟她說：「我就是喜歡瘦。請你尊重我對自己身體的愛好。」我們為這個事情吵了十年，十年後，回家時，媽媽依然希望我胖一點，我崩潰了。

為什麼瘦變成了現代社會的某種標準呢？

大概是現代人把克制身體欲望看作是一種美德。所以人們吃沙拉、健身、獨居……但這也不能簡單地說服人，畢竟同時，人們又極致地追求美食。

*　　*　　*

村上春樹在《身為職業小說家》一書中寫道：「作家一旦長出贅肉就完了！」這句話有兩種意思，既是說作家必須時時自我克制，同時也指的是文字不能累贅。

作家裡就沒有胖子嗎？當然有，但確實不多。

過了二十歲，
要有瘦
一輩子的
本事

　　只是做為村上春樹本人，他所傾向的是這一類而已。忽然發現我喜歡的作家也確實都是瘦子，比如，村上春樹、柯慈、羅貝托・博拉紐……村上春樹熱愛跑步，柯慈熱愛騎自行車，而博拉紐不可能胖啊，他一直在流亡。

　　年輕時，我瘦得毫不費力。但三十歲之後，瘦變成了一種需要努力去維持的東西，新陳代謝的能力大幅下降，贅肉緊貼不走，身材逐漸往梨形發展。

　　還想要瘦，就不能那麼輕鬆。要克制口腹之欲，在完全不想出門時穿上跑鞋。之後或許還得去瑜伽、健身、游泳。

　　保持對自己的嚴苛，從某種程度來說，瘦是一種生活方式，乃至人格的選擇。

　　但「瘦」就是一種絕對正確嗎？當然不是。我自己喜歡瘦，但我說不出那種話，比如：「你連自己的體重都控制不了，如何控制自己的人生？」

　　體重和人生之間，真的一點關係都沒有。身體有自己的想法，有時也勉強不了。

　　畢竟不是所有人都能瘦下來，這不僅僅是意志問題，跟遺傳、身體狀態什麼的，都有關係。

　　我有很多怎麼都瘦不了的朋友，也有幾個算得上是胖的朋友。胖的朋友普

遍倒是開心一點，也不知道這兩者的邏輯關係是什麼。是因為很開心所以才胖，還是因為不再考慮胖瘦所以很開心呢？我在公眾號發剁手清單的時候，或者發偶像照片的時候，經常有人回覆說：「所以歸根結柢，還是要瘦。」

我因為這些話感到不安，生怕造成太多的勉強。也擔心不那麼瘦的人，會感到不開心。還擔心對生活缺乏認知的女孩子，會因此盲目地追求瘦。

畢竟瘦並非唯一的答案。

＊　　　＊　　　＊

一個人只要自己舒適自在，就能影響他人。村上春樹在《世界末日與冷酷異境》中，描寫過一個喜歡穿粉紅色衣服的可愛胖女郎，一個非常討人喜歡的角色，「身體胖墩墩的全是肉，彷彿夜裡落了一層無聲的厚雪。」

每個人都對自己的身體擁有獨一無二的標準。有人喜歡自己很多肌肉，有人喜歡自己胸大，有人喜歡自己微胖……只是恰巧我喜歡自己又平又扁。

有些人瘦不下來是因為熱愛美食，而我，有好吃的當然挺好，但意願並不迫切。更多時候我寧可在家隨便吃一點，也不想出門去吃什麼好吃的。想讓我為美食付出什麼，那基本上不可能。所以每個人的愛好真的天差地別。

過了二十歲，
要有瘦
一輩子的
本事

　　我是想要一直瘦的，只要有可能的話。因為我非常喜歡瘦，也習慣了瘦。這是個人愛好，一種強迫症。我不是為了任何人而瘦，即使全世界都以胖為美，我大概也要瘦。

　　就像，雖然有不錯的胸部是美的標準之一，看電影或者攝影作品的時候，我也為那些美麗的胸部感到讚嘆。但我就是很喜歡自己平胸。如果有人建議我去隆胸，或者建議我用胸罩來擠出胸部，我會拒絕。

　　瘦到底有多麼重要？坦白說，對我很重要，但對你未必。如果你只是為了別人的目光而減肥，根本沒有必要。

　　開開心心、隨心所欲地生活，沒什麼不好的。只是我恰巧喜歡嚴肅、自律、纖瘦的生活罷了。

生命中最艱難的那一年，將人生變得美好而遼闊

你生命中有沒有過至死難忘的歲月？

就像《島上書店》中說的：「每個人的生命中，都有最艱難的那一年，將人生變得美好而遼闊。」

我有，儘管沒有一年，也有三個月。但在那三個月裡，我減掉了十五公斤的體重，從一個快要六十五公斤的小胖女孩，變成了還算窈窕的少女。

整整九十天，我每天早晨六點起床跑步，做高難度的瑜伽，吃最素淡的飯菜。累到幾近虛脫時，我痛恨過自己的軀體為何如此沉重，而別人，卻可以那麼美、那麼輕盈。

可痛恨完之後，我又沉默地跑向了下一個十公里，日復一日。直到站在體重計上，看到指標一點點向左偏移，偏移到六十，又偏移到五十。

當時的我，除了疲憊的身軀與痠痛的肌肉，不知道那九十個日夜有何不同。可若干年後，轉念回想，那三個月就這樣成為我心裡閃閃發亮的鑽石，通透明亮。

那麼多人苦求減肥祕笈，可你若問我怎麼瘦下來的，我的回答也不過是兩個字——跑步。

跑著跑著就瘦了，跑著跑著，人生也愈來愈開闊。

過了二十歲，
要有瘦
一輩子的
本事

從六十公斤到四十五公斤，當我瘦下來之後，究竟發生了什麼？

我只能告訴你，我從那個肥胖的、自卑的軀殼裡鑽了出來，重新變回了一個飛揚的少女最該有的樣子。

之後的十年裡，我慢慢練出了馬甲線，讀完了經濟學碩士，出了兩本書。我也不是一開始就找到了那條正確的道路，也深夜難眠、輾轉曲折，才從不喜歡的生活裡掙脫出來，走向了想要的生活。

在這漫長的青春中，我常常想起那個用了三個月減掉十五公斤的女孩，她獨自在操場上跑步，孤獨、疲憊、無人陪伴。

沒有胖過的人不會懂那是怎樣的自卑，沒有「醜」過的女孩也不會懂，我們拚盡全力想要成為「普通人」的漫漫長路。

這些年我做過很多任性的決定──拋棄不喜歡的專業，放手不喜歡的工作，離開不喜歡的人。每一次放手都很疼，但慶幸自己一次次倒下再站起，永遠敢於重新開始。

我知道重新選擇、重新來過有多難，可我那麼年輕，我不應該怕難。

有時候也會哭，有時候也會絕望，有時候也會想要一了百了，可我都沒有。

因為那個在操場上跑了三個月的少女，她一直一直在提醒著我：你可以的，

你不會被打倒。

　　不要輕視任何減肥成功的人，我感激她給我的力量，而這力量讓我屢屢重生，從糟糕的境遇裡，從泥沙俱下的生活中。

　　有讀者問我，你在新書《留住所有時間變美好》裡寫了什麼？

　　我只是記錄了自己這十年的成長，以及所有給過我光亮、給過我豐厚給養的人和事。是他們讓我變成了今天的自己，而我多麼多麼愛這個減肥成功、自信飛揚、以書寫為生的自己。

　　在過去的一年裡，我一個人從南到北旅行，去了幾十座城市，一個人出國遊歷，捧著最喜歡的書看異國他鄉的炫目夕陽。

＊　　＊　　＊

　　當我二十六歲時，我才終於實現了十六歲那年的願望——要很瘦，要寫東西，要忙時朝九晚五、閒時浪跡天涯。

　　小時候寫在日記本上的夢想，都實現了；小時候看過的書裡面記錄的那些地方，也都真真切切地展現在我眼前。

過了二十歲，
要有瘦
一輩子的
本事

　　我慶幸自己能過苟且的生活，也還有情懷去嚮往詩和遠方。我更慶幸自己，如今和當年的那個小胖女孩一樣，對未來還抱有最真摯的願望。

　　因為我是那個曾經在操場上沉默地跑了三個月的少女呀。掉下的每一公斤體重，增加的每一點肌肉，讀過的每一本書，都讓我變成了一個不一樣的人，一個更強大的人。

　　我心裡永遠住著那個胖過的女孩。在我照鏡子時，我記得她的不堪和無助。在我寫文章時，我記得她的心願和期盼。

　　多少年前，她絕沒有想過自己能成為伊心。多少年後，伊心還是記得她。我再也不會胖回到逼近六十五公斤的體重了，可我知道我的靈魂，可以和軀殼一樣，無堅不摧。

你那麼胖，憑什麼談自律

微博上有人說喜歡瘦女孩，不只是因為美，還因為這種身材裡，包含著一個人的自律。這話很容易令大家群起而攻之：「怎麼，胖礙著你了？那麼多名人都胖，也是因為不自律嗎？」

是的，反例很容易找，要挑剌也容易，但這些都無法阻擋一個普遍性的事實：胖真的令自己不舒服，也令別人不喜歡。一身肥肉，四體臃腫，渾身乏力，五臟壅塞，六腑油膩。你若是說喜歡自己胖，我真的很難相信。

不喜歡，為什麼不減肥呢？

也想減的，但減不下來。

減肥絕非易事。因為，它需要少吃、多動。並且，是規律地少吃、系統地多動。這就難了。

誰都想大快朵頤、都想饕餮盛宴；誰都想聽從本能，滿足自己對美食的嚮往。於是，大部分人會告訴自己：痛快地吃吧，不管那些七七八八了。然後，一口一口吃成胖子。

吃，很容易。不吃，才不容易。

管住了嘴，人不瘦才怪。

過了二十歲，
要有瘦
一輩子的
本事

運動，也是如此。地球人都知道，只要你能動起來，堅持慢跑、散步、瑜伽、瘦身操……人幾乎是不可能胖的。

但是，這也絕非易事。

比起大汗淋漓地跑步，躺在涼颼颼的空調房裡，半拉著窗簾，啃著雞翅、喝著可樂、咬著薯條看劇，是多麼誘人的事情。比起面紅耳赤地舉啞鈴，窩在沙發裡發文洗板多舒服。比起苦不堪言地走走走，和三五好友一起，一邊吃麻辣香鍋，一邊狂啜啤酒，顯得多麼暢快淋漓。

就是這樣，沒能力對誘惑說「No」的人，沒有意志力管理自己的人，一個個開始在身體上向生活呈現輸意——大腹便便，一臉萎靡。也向自己的自律能力認輸——無論多渴望，還是做不成。

我一直覺得，只有兩種人，才能真正控制自己的體重：一種是生活優越、愛美心切的人；另一種是意志力驚人的人。

生活優越，會提供兩個變美的法寶：金錢，時間。有了這兩種，變美會變得輕而易舉。意志力驚人，會提供給你良好的自律和強大的毅力，不達目的誓不甘休。

當自律成為習慣，人就會幾十年如一日地控制飲食、規律運動、好好照顧自己的身體。

＊　　＊　　＊

　　朋友圈裡有不少女王級的人物，有一些，我見證著她們從六十五公斤減到了四十七點五公斤。

　　比如，Tina。

　　最初時，她晒照，五大三粗，面容無光，是那種人群中最平庸的女人。但是，後來她請了私人教練，開始健身，定期跑步，每週舉啞鈴，食物以蔬菜沙拉為主，半年後，就像換了一個人。氣質冷豔，卓爾不群。

　　如今，看她晒馬甲線，看她開始迷戀自己，都令我感慨：世上沒有醜女人，只有懶女人。

　　Tina 說：「我不允許自己胖，還有一大原因是胖會占據我太多注意力，我不希望自己被消耗太多。」

　　因為胖，她敏感自卑，曾無數次和男友爭吵。

　　她覺得男友讚美誰的好身材是在影射她的胖，表達對她的厭惡。她穿一件新衣服，男友沒有評價，她就覺得對方是嫌她身材不好，不愛她了。她的注意力大都消耗在了自己的胖上，根本沒有辦法集中心智，去追求夢想、實現自我。她甚至想過，要吃蟲子來減肥、吃瀉藥來瘦身，靠催吐清理掉胃裡的

過了二十歲，
要有瘦
一輩子的
本事

食物。

　　這也就充分證明了一點：當一個人的注意力被稀缺資源過分占據，必會引起認知和判斷力的全面下降。

　　好在 Tina 醒悟得早。

　　她說：「與其餘生都在這種醜陋、臃腫、愚蠢中度過，不如培養自律能力，讓自己早日脫離這種自殘。」

　　看到這裡，一定有人說，我也想，但我太忙了……其實自律能力的培養，是有跡可循的。

　　昨天和教練聊天。

　　我說：「好累啊，工作本來就忙，現在還要逼自己鍛鍊，真的感覺難以做到了……」

　　他說：「當你形成習慣，受到的阻力就會小了。」

　　也就是說，雖然忙碌的人，意志力大都消耗在了工作上，但也並不是只有胖死一途可走。養成跑步的習慣，那麼跑步時，意志力的消耗就會少很多。養成只吃素食的習慣，那麼當你再吃時，就不再覺得很抗拒。當你堅持，養成習慣，就會從這個習慣中受益。

現在，我愈來愈發現自律是一件幸福的事情。

它並不難受，也不痛苦。它讓你明白，你是在走正確的路。身體、內心和
生活，盡在自己的掌控中，你將愈來愈多地感覺到來自世界的溫柔。

所謂的運氣不好，只是沒有用盡全力

你相信運氣嗎？我是相信的。

一個人運氣好的時候，彷彿做什麼都順，逢山有路，遇水有橋，事業、金錢、家庭樣樣順利。

一個人運氣不好，雖不至於像某些無良算命先生說的那樣，「我看你印堂發黑，近日恐有血光之災。」但確實是做什麼都不順。

我的同學熊小姐，就是一個運氣特別不好的人。

剛上高中那年，被無良庸醫坑害，注射了太多激素，時時刻刻覺得餓，怎麼吃都吃不飽，以至於在十八歲的年紀就長到了八十公斤。此後多年，以每年超過五公斤的重量等速增長著。大學畢業時，體重接近一百一十公斤。

當今社會，以瘦為美。一個身高和別人一樣、體重是別人兩倍還多的女孩子，可以想像，生活得有多艱難。

讀書時，通常沒有人願意和她同桌，因為她體積太大，太占位置，請她讓讓，她就得到走廊上去。老師也很少叫她起來回答問題，她起來一次，前後排的桌椅都得地動山搖。

女生們跟她說話，要麼惡聲惡氣，要麼小心翼翼。

男生跟她說話倒是大都帶著笑臉，但幾乎沒有人主動跟她說話，必須要跟

她說話了，就快速說完快速離開。若遇上她主動問問題，他們倒是能「熱心」回覆兩句，但絕不多說。

無論哪種態度，說到底，都是歧視，對胖子的歧視。

胖子都有一顆敏感的心，於是熊小姐很自卑。逐漸地，她跟人說話不敢看對方眼睛，稍有不對立刻退縮到安全地帶，久而久之，她變成了一個畏畏縮縮的胖子。像這樣的胖子，別說男朋友了，朋友都很難交到。

我和她做同學期間，和她打交道非常少，對她倒沒有歧視，就覺得她很奇怪。畢業很多年之後，有一次我出差路過她所在的城市，才有了聯繫。

仔細想來，熊小姐運氣不好，好像就是從身體變胖開始的。她初中時學習成績還挺好的，高一也還不錯，一直是班上前幾名。變胖後，她的成績就一直下滑，大學只考了本地一個大專。

渾渾噩噩畢業之後，家裡動用了所有關係，幫她找了一份所謂的「穩定工作」——在街道辦（註：街道辦事處。中國的政府機關，其轄區為街道，與鄉、鎮同屬鄉級行政區。）做一份蓋章登記類的工作。

工作相對清閒，沒事就喝喝茶、看看報紙、吃吃零食。熊小姐不愛喝茶，除非是奶茶。零食倒是從來不斷，沒辦法，胖子總會比一般人更容易感到飢餓。

過了二十歲，
要有瘦
一輩子的
本事

　　熊小姐吃住都在家裡，工資雖不算多，但買零食還是夠的。期間，家裡給她介紹了很多個對象，沒一個能成，都「見光死」了。

　　後來，熊小姐就不願意再參與任何單方面受虐式的相親了，寧可躺在家裡吃著薯片、看國產電視劇。熊小姐的父母對她愈來愈失望，由一開始的隱忍，變成了後來的怒吼。熊小姐並沒有資本離開父母獨自居住，她得靠他們提供吃和住。面對父母的責罵，熊小姐只好含著眼淚，把活動範圍再次縮小。她一回家就鑽進房間，吃飯上廁所時才出來。吃飯避免不了和父母見面、聽他們嘮叨，那就快速吃完，然後趕緊回屋。想上廁所，聽見父母回房間了，立刻一溜煙跑出來，解決完之後，立刻扭動著肥胖的屁股，逃跑似的回到臥室。

　　就連熊小姐的父母都覺得，她的一生就會在這樣愈來愈胖、愈來愈宅中度過。

＊　　　＊　　　＊

　　二十六歲那年，熊小姐因為長期暴飲暴食，得了急性闌尾炎。去醫院做手術，醫生說照她這樣繼續肥胖下去，什麼高血壓、糖尿病等各種各樣的疾病都會來找她。醫生還說他之前認識一個病人，不到四十歲就走了，就是因為

太胖。

這下把熊小姐給嚇壞了，連忙問醫生抽脂行不行，醫生嘆口氣搖搖頭，說，胖成她這樣，除了節食和鍛鍊，沒有其他方法。

闌尾炎手術之後，熊小姐就回家了。一開始心裡還很害怕，沒幾天就把醫生的話拋到腦後，又暴飲暴食起來。唉，誰讓飢餓是生理需求呢！

沒多久，熊小姐身體又不適了。被那個醫生說中了，熊小姐得了糖尿病，還挺嚴重的，任何含糖分的東西都不能吃了，此後一生將在吃藥中度過。

那段日子，我剛好路過熊小姐所在的城市，順便去看望她。說起生病的事，她的父母直掉眼淚，感嘆她命太苦了、運氣太差了，老天爺從來都沒有眷顧過她。

我知道，熊小姐今天的遭遇都與曾經注射過量激素有關，所以也不由得跟著他們一起感嘆，她真是運氣太差了。

感嘆完我就走了，回到家一想起這件事，心裡就非常難受。但沒辦法，那是她的人生，我也無能為力。然而我根本沒想到，熊小姐會主動打電話給我。

熊小姐問我，有什麼止餓的方法嗎？那時候我還沒結婚，剛畢業獨自一人居住。

過了二十歲，
要有瘦
一輩子的
本事

單身女人，若是年輕一點，就算會做飯，通常也不喜歡做飯。我以自己並不多的經驗告訴她，一是家裡不備零食，二就是懶。我個人覺得懶是最止餓的方法。

比如說，週末我在看電視，家裡沒零食，也沒食材，想到吃東西還得下樓去買，就忍著，實在忍不了了才去。就這樣飢一頓飽一頓，很難有長肉的機會。

那個時候，我自己就是這樣做的，並沒有考慮到胃病的問題。掛掉電話之後，突然覺得不太對。她是因為激素問題，才吃很多東西，一旦節食，會不會對身體產生什麼不良影響？

本想再打個電話回去問問，但是想想還是算了，她自己應該心裡有數。

*　　*　　*

之後很久沒有和熊小姐聯繫，畢竟我們也不算什麼好朋友，和她也沒多少共同話題。就這樣又過了幾個月。有一次，我看到她 QQ 頭像亮著，忍不住點開看了一眼，只見簽名上寫著：一百公斤了，爭取五月底到九十公斤。

我看了下時間，離五月底還有四十多天，四十多天瘦十公斤，這樣減，身

體能承受嗎？我忍不住給她打了個電話，問減肥會不會影響身體，以及她是怎樣減下來的。

熊小姐說：「就節食加運動唄！一日三餐照常吃，零食不吃了，每天步行上下樓五趟。」

熊小姐家住八樓，算下來，五趟的運動量，對她的體能來說，只怕已是極限了吧！

熊小姐之前嚷嚷了很多次減肥，但沒有一次堅持下來。她總是以各種各樣的藉口中途停下來，繼續做一個心安理得的胖子。

這一次，看樣子她是下定決心了的。知道她正常減肥對身體並無壞的影響，我也就放心了。很想看看她能堅持多久，於是我就對她密切關注起來。

減過肥的人都知道，減肥這種事，總會有一個瓶頸期。剛開始減的時候效果比較好，到了一定的階段，可能就沒有效果了，有的甚至會反彈。

熊小姐一開始減得比較猛，到七十五公斤的時候，就卡住了。長達五個月的時間，體重反反覆覆，這週掉一公斤，下週又上來一公斤。因為持續減肥，這段時間她連續感冒了好幾次。這都是身體給她帶來的負面信號。

我勸她悠著點，不要再減了，保持住就好了，畢竟跟最初相比，已經減掉三、四十公斤了。她卻不肯，直言看到了減肥的好處，就再也停不下來了。

過了二十歲，
要有瘦
一輩子的
本事

她不允許自己仍然以一個胖子的姿態生存在這個世界上。

我見勸不住她，也就不說什麼了。本來我還擔心，她繼續減下去會對身體產生不好的影響。哪裡知道，她及時變換了減肥方法，把有限的薪水貢獻給了專業的健身教練，在教練的指導下，科學減肥。

大半年過去了，她的體重穩定在六十公斤左右。現在她的目標是三個月之內到五十五公斤。

*　　*　　*

距離她減肥到現在，已經有差不多兩年時間了。我以為她堅持不了多久，遇到困難時，很有可能就放棄了。然而，令我萬萬沒想到的是，最終她還是堅持下來了。

她經常在朋友圈裡晒照片，對比這兩年的身體狀態，幾乎每隔一段時間都有變化。看她胖的時候，就像大部分一百多公斤的胖子一樣，只剩下胖了。瘦了之後，眼睛顯得大了，鼻子顯得挺了，下巴顯得尖了，腰也逐漸顯形，看起來還真是很不錯。

前幾天，她給我打電話的時候說，旅行時認識了一個男生，主動跟她搭訕，

還說喜歡她這樣微胖的女孩。她心裡沒譜，不敢接受，總覺得這樣油腔滑調的男人不太靠得住。

聽著她那忐忑的語氣，感受到她渴望愛情卻又不敢接受的矛盾心理，我突然就濕了眼眶。這是一個曾經令所有相親的男人都躲著的女生啊！現在，居然有人主動跟她搭訕和表白，真是太不容易了。

我跟她說，既然還在猶豫，就等一等好了。當你變得更好，就會有更優秀更靠譜的男人來匹配你。

她笑說，她也是這樣想的。

我問她還有什麼計畫。她說，除了想遇到一份靠譜的愛情之外，還想感受一下穿 M 號的衣服是什麼滋味。

我笑著對她說，放心，再過一段時間，她不僅能穿 M 號的衣服，說不定連 S 號的也能輕鬆穿進去！

她也笑，感謝我一直以來對她的鼓勵。又說，她發現自從變瘦之後，隨之而來的是運氣也愈來愈好。身體好了，爸媽也不責罵了，朋友也多了，居然還有男人主動跟她搭訕了。變瘦之後，精神和體力也都變得特別好，以前就喜歡窩在房間裡，抱著電腦吃著零食追劇，現在居然有了學習的想法，想學一段時間的英語，不知道能不能行。

過了二十歲，
要有瘦
一輩子的
本事

我問她：「你是為了什麼學習英語呢？」

她說：「倒也沒有什麼特別的目的，就是想著，胖了那麼多年，無心學習，現在瘦了，總得把以前的課補起來，一點點補，從英語開始。」

她停了一下，接著說：「以前我總以為是我運氣不好，現在才明白，是我還沒有盡力。當全身心投入一件事情的時候，沒有任何魔咒是不能被打破的，包括激素作用下的肥胖。困擾我長達十多年的五十幾公斤重的肥肉，都讓我減下來了，這世上還有什麼事情我做不到呢？我讀書時，英語並不好，我就想試試，英語不好這個魔咒我能不能打破。」

怎麼可能打不破呢？用盡全力做一件事，老天都會給你讓路。

這世上哪有那麼多運氣不好呢？大部分運氣不好的人，大概也就是沒有用盡全力吧！

為什麼堅持運動的人，更容易升職加薪

　　某期的綜藝節目討論減肥與自制力之間的關係時，主持人非常精闢地總結說，窮人的自制力就是比富人低，他們是最先放棄自己形象的人。

　　乍一聽，覺得他對窮人有太大的偏見，憑什麼說窮人的自制力就比富人低？但聽他接下來的分析又有點意思：他說人的意志力跟生理能力一樣都是有極限的，當一個人白天工作太累太苦，晚上就容易失去自制力，放縱自己的食欲和身體。

　　我反思了一下我自己的人生經歷，確實我最胖的時候，就是我最窮最累的時候。

　　當時大學一畢業，在公司裡從底層做起，天天有處理不完的客戶電話、文案、資料整理，還有主管交辦的額外任務，下班後還要坐一個多小時的地鐵轉公車，簡直累癱。

　　晚上八點半吃完晚飯，真想在沙發上坐到天長地久。這就導致畢業後的兩年裡，居然胖了五公斤，欲哭無淚。

　　上天是不是有眼無珠啊，我那麼累、那麼窮，怎麼還那麼胖啊？不是愈辛苦愈瘦才符合邏輯嗎？

　　看來那句話得到了印證：意志力都被日常工作消耗了，晚上根本不想運動，只想用吃和躺來補償自己的身體，於是愈補愈胖。

過了二十歲，
要有瘦
一輩子的
本事

那時候又窮又苦的我，確實在身材的發胖中愈走愈遠。不能控制自己身體的感覺，就像把命運交到別人手上一樣，會認為自己很失敗、很沮喪。

＊　　＊　　＊

可是那些在狗血的生活裡，依然能控制住身體的人，才是真正的強者。這種控制感能夠打敗那些令人不快的小確喪。

同事 K 生完小孩一年後回歸崗位，坐在我正對面。

她哪有初為人母的心寬體胖啊，簡直就是三百六十度無死角的瘦，穿著西裝套裙昂首挺胸的姿態，秒殺眾多未孕未婚的女同事。

有人說，一孕傻三年，很多新手媽媽回歸職場後，眼眸裡充滿不安和迷茫，可是她眼裡閃著精光。

我忍不住問她保持苗條的祕訣。她說，生完小孩後半年就開始健身，每天把小孩交給母親帶兩個小時，而自己就去健身房運動。

她說自從小孩出生，自己的生活就忙得雞飛狗跳，從來沒試過睡完整覺，一晚起床五、六次是常態。所以每天都頂著熊貓眼，非常疲勞。

可是她依然堅持抽空健身，每天都去健身房跑三十分鐘跑步機，跟著教練

舉機械。她的優美線條可真來之不易。

　　曾經有很多人擔心自己生完小孩後，職位被別人取代，但同事 K 依然仕途順遂。主管還是喜歡重要計畫讓她參與。

　　比如，接待外國專家的事宜還由她主導，因為她經驗豐富，而且形象好，眉眼間透出自信。一年後，她從一般員工晉升為中階管理者，工資也跟著翻倍。

　　生產完回歸職場的同事 K，身材不僅沒垮掉，反而變得更加纖瘦筆挺，不得不令人肅然起敬。

　　一個剛當媽的人，是人生中最苦、最累、最沒有安全感的時候，可是她能在這種狀態下沒有放縱自己，反而逆流而上，她在背後付出的努力和自制難以想像。

　　主管對她繼續重用，看中的大概不僅是她的能力，還有她對自我要求的態度和自律。

　　因為對身材自律的人，總比放縱的人看起來更可靠。

　　一個人的能力有時不僅體現在她的辦事能力上，還有她控制身材的意志力上。能夠控制住身材的人，才更有潛力扼住仕途的咽喉。

過了二十歲，
要有瘦
一輩子的
本事

＊　　＊　　＊

　　跟自己的意志力做鬥爭，是一輩子的事情，能控制體重和飲食的人，才具備成為菁英的潛力。

　　自從深受同事 K 的刺激後，我開啟了健身模式，心態和體態都有了微妙的轉變。我現在每週都會到健身房至少報到三次。

　　每次訓練體能都感覺在突破自己的極限，一開始做平板支撐，我只能維持二十秒，做深蹲三十下已經喊救命，但連續堅持三個月後，簡直愛上多巴胺分泌的快感。

　　我一邊聽著澎湃的音樂，一邊踩跑步機，瑜伽和拉丁舞輪番上陣，感覺脂肪在一分一秒間消耗。透過有氧和無氧運動的結合，減了六公斤多，體態也更加挺拔和緊緻，心情也跟著舒暢起來。

　　相比以前一回到家就秒變廢柴的狀態，現在健身後更加精神飽滿。以前寫作兩小時會腰痠背痛，現在健身是最好的緩解方式。

　　原來運動後，大腦會更加清晰，寫作起來也更有條理，更易爆發靈感，連上班也更精神抖擻，寫文案出現錯別字的頻率也降低了。

　　難怪後來主管看我時，嘴角會出現四十五度上揚的微笑。

健身帶給我的，不僅是身體和精神面貌的革新，還有事業運的高升。

作家木心先生說，活著是件挺不容易的事。深深認同，活著本來就不易，還要在又苦又累的生活裡改變習慣，就難上加難。

可是，如果能做到，豈不是又向人上人邁進了一步？反正在我心裡，在又苦又累的日子裡，還能堅持運動，就是了不起的人。

＊　　＊　　＊

曾有藝人在微博上吐苦水說，女明星為了自己能瘦一點，究竟有多餓沒有人知道。其實不只明星，每個對身體有要求的人都會像他們的人生一樣，時時在迎難而上。

我見過很多職場上的菁英，他們無論日晒雨淋都能堅持運動。

我有一位很有毅力的朋友，他每天五點起床，吃過早餐後花兩個小時徒步上班，他說這樣不僅可以鍛鍊身體，還能磨鍊意志，後來他經歷兩次創業失敗，但靠著那股平日訓練有素的意志力熬了下來，現在事業風生水起。

我曾經的女上司，一到假期就喜歡背著行囊與朋友相約爬山，現在連她丈夫和八歲的女兒都深受她感染，喜歡上爬山。

過了二十歲，
要有瘦
一輩子的
本事

這位女上司家庭美滿、事業得意，這離不開她的苦心經營，爬山不僅是她增強家庭關係的紐帶，也更能鍛鍊她在工作上的進取心。

每個堅持運動的人，背後都隱藏著一顆蓬勃的上進心，這種精神會帶動他們的生活、工作，連面貌也閃閃發光。

愛因斯坦曾在鼓勵他兒子的信中說：「生活就像騎自行車，要想保持平衡，就要不斷運動。」

深深認同，生活不易，但運動是找到生活平衡點的好辦法，無論你平衡的是身體還是心靈。所以，在我看來，當你意識到運動的重要性，並堅持下來時，你就擁有成為菁英的潛力。

你好看了，你的世界才會好看

經常有人問我：「長得好看，有那麼重要嗎？」

我一般都直截了當地告訴對方，「重要！相當重要！」

顏值這種東西，放在男生身上，百分之八十是見效的。要是放在女生身上，那幾乎就是百分之百管用了。

一個男生會做飯不算什麼優點，但如果這個男生長了張英俊的臉，那可能會被捧上天。「長得帥就算了，廚藝還那麼好，這種男生簡直誰都搶著愛。」

一個女生愛看書沒什麼特別的，但這個女生如果比較好看，那情況就不一樣了。「你看看人家，不光長得好看，還那麼愛學習，簡直完美。」

長得好看的人都自帶放大鏡功能。他們身上哪怕有蒼蠅腿那麼大個的優點，也能被人無限放大。

上天就是這麼不公平。你費盡力氣練就的一身本領，輕易就可能被一個長得好看的人給比下去。

* * *

同性相斥，尤其是比自己長得好看的同性。

所以，經常聽到女生之間這樣吐槽：她除了長得好看，還有啥？長得好看

過了二十歲，
要有瘦
一輩子的
本事

有啥了不起的，不知道有啥好得意的？她升職那麼快，肯定是用了旁門左道的手段。長得好看，就是好啊。

長得好看，有什麼了不起的？

我想告訴你，長得好看，真的很了不起！

在很長一段時間裡，我也覺得長得好看的人，無非是運氣比較好，在染色體配對的時候，比普通人搭配得好。後來我才發現自己錯了。長得好看的人，真的太努力了。

*　　*　　*

麗雅是我朋友圈裡公認的美女。五官不用多說，美女的標配臉。一百七十公分的身高，體重卻常年保持在五十公斤左右。皮膚也是超級好，除了偶爾上火冒幾顆痘外，永遠一副嫩得可以掐出水的模樣。

剛認識麗雅的時候，我也覺得這女孩是老天爺眷顧，投了個高顏值的母胎。可後來一次生日聚會，看到麗雅爸媽之後，才知道麗雅並不是天生麗質。

麗雅以前非常胖，後來她開始瘋狂跑步，才讓自己瘦下來。麗雅的體質又是屬於易胖型的，為了不讓身材反彈，她將晚餐調整為少糖少油的飲食習慣。

　　偶爾晚上朋友聚會，大家非要拉著麗雅去，她也是坐在一旁看我們大吃大喝。不管我們這邊火鍋、串串（註：將食材以竹籤串成串，再下鍋煮的四川料理。）、冒菜（註：一種將食材放入辣味湯底燙熟後食用的成都小吃。）、烤肉、燒烤，鐵板燒……多麼香，她也只是點一份青菜沙拉。

　　她唯一一次破戒，是畢業聚會。可能想到是大家最後一次聚餐，那天她跟著我們吃了一點晚飯。

　　說是「一點」真的是一點。那天我們吃了三個多小時的烤肉，而麗雅全程只吃了三片烤牛肉、兩根小香腸、三片馬鈴薯和兩塊西瓜。能控制住自己體重的女人，都是狠角色。像麗雅這種經常被我們拉到宵夜桌旁，還能「出淤泥而不染」的女生，活該身材那麼好！

　　麗雅還告訴過我們，大學四年，除了期末考試外，其餘時間她一到十點半，就結束一天的生活，關掉電腦和手機網路，開始洗漱、敷面膜，每晚十一點準時睡覺。

　　你看，做美女也不是那麼容易。毅力、自律一個都不能少。所以，長得好看的人真的了不起。

　　大多數好看的臉蛋，都帶著幾分好運，但更多的是用力耕耘的痕跡。

　　想要一副好的身材，必須忍痛割愛，拒絕各種高熱量的美食，宵夜這種「劇

過了二十歲，
要有瘦
一輩子的
本事

毒」更是想都別想。想要一個好的皮膚，早睡早起，按時作息，還只是門檻。

這些事情，看上去很簡單，但要做到，真的很難。

不信，你問問自己。你有多久沒在十一點之前睡過覺了？有多少次，明明已經睏得要死，但一拿出手機，又能玩到一、兩點。你每天都在說減肥、說要健康飲食，但哪次朋友遞過來的蛋糕，你不是說：好好吃哦，哪裡買的啊？

*　　　*　　　*

加了一天班，已經睏到不行，但還是要拖著疲倦的身體，一步步地卸妝。然後敷個面膜、塗好乳液，才敢睡去。明明可以賴到八點再起床，可必須化好妝才敢去上班，於是每天都比別人少睡半個小時。

每次外出聚會，都要洗澡洗頭、換衣服、化妝。所以，必須提高做事效率，擠出一個小時，來把自己打扮漂亮。

做美女不光是一個臉面活，更需要耐心、毅力和高度的自律。這世上天生麗質的人絕對是少數。大多數人，都是靠一點點的努力改變，才讓自己慢慢增色起來的。所以啊，別去羨慕，要去努力。

　　在以後的日子裡，把八卦閒聊的時間，用在穿衣搭配上。把拖延的毛病改掉，擠出時間來敷面膜。把貪吃的嘴巴管好，把懶惰的腿邁開。

　　你好看了，你的世界才會好看。真心希望有一天，有人站在你面前，指著你說：「長得好看了不起啊？」

　　你望了望對方，笑了笑，說道：「了不起！」

不要在你最好的年紀，吃得最胖，用得最差

昨天，同事帶著一位女鄰居來辦業務。

那個女人懷裡抱著一個十個月左右的寶寶，手裡還牽著一個四、五歲的小女孩。面色黝黑，皮膚粗糙，一點妝都沒化，穿著一件像睡衣又像連衣裙的衣服，前胸部位留有很明顯的奶漬和汗漬，頭髮也毛糙糙的，隨便用根皮筋紮在腦後。看外表，著實猜不出實際年齡。

她把帶來的一堆資料往桌上一攤，我拿起翻看，前後錯亂，沒有一點順序，無奈，但必須一樣樣弄整齊，發現她少帶了一個證件。

女人「哦」了一聲，拿出手機打電話，應該是打給她老公的，讓他送過來。然後，抱著孩子坐在一邊的椅子上等著。

我低頭幹活，忽然間聞到一股很衝的韭菜味，我吃驚地抬起頭，看到那位女士正一口礦泉水、一口餅，吃得津津有味。

真的是目瞪口呆，好幾秒我才反應過來，敢情是她在吃韭菜餡餅！

一會，她老公拿著證件來了，一進門就氣急敗壞地衝著她嚷：「就說你還能幹點啥？每天一腦子糨糊，這麼點小事都做不好！」女的也不敢懟回去，默默接過證件辦手續。

她老公轉身往外走，女人問：「你去哪呀？我這很快就完事，你等我一會，把我們送回家行嗎？」

男人頭也不回，「等不了，你自己打車吧，我這好多事呢！」邊說邊出了門。

女人辦完手續，拖兒帶女往外走。看著她的背影，我和同事感慨，你這位女鄰居的老公對她真是一點耐心都沒有，她這個人形象可該注意一下了。

同事嘆了口氣說，其實這位鄰居也大學畢業，他們夫妻是同學，結婚時挺漂亮、挺苗條的，短短幾年就邋遢成這樣了。要不是因為兩個孩子，可能就離婚了，可誰知道未來他們的婚姻能走多遠。

＊　　＊　　＊

沒有人能透過你邋遢的外表，發現你優秀的內在。

很多人總是以為結了婚就萬事大吉了，在那個人面前再也不在乎形象，以為無論怎樣他都不會嫌棄。其實，我之前曾經也有過這種想法。

幾年前的一個週末，我早上醒來後，發現老公已經起床在廚房想做豆漿，可那個電源線他怎麼都弄不好。我過去看了下，生氣地說：「你可真蠢，這是電鍋上的電源線，你弄到豆漿機上能動嗎？」大夏天的，熱加上急，他已是汗流浹背，又聽我說他，自然來了氣，很不客氣地嗆我，「滾一邊去，你就知道睡，像頭豬一樣，還在這指手畫腳！」

過了二十歲，
要有瘦
一輩子的
本事

　　我懶得搭理他，就去浴室沖澡了。洗漱完畢，化了個淡妝，換下睡衣，準備去早市轉轉。

　　老公看我要下樓，一改剛才的語氣，溫柔地問：「你去哪，要我送你不？」我有點吃驚，剛才不還是一副怒目金剛的樣子，怎麼眨眼間變回謙謙君子了？

　　那一刻，我電光石火般地明白了，在廚房時，我穿著棉布睡衣、蓬鬆著頭髮，油光滿面，怪不得他看見就煩，那是他當時的真實心理啊。而此刻，我已經完全變了一個人，精緻的妝容，時尚的衣服，哪個男人不喜歡向美女獻殷勤，何況是自己的老婆？

　　每個人都是外貌協會的，你是，他也是。男人得有多厚道，才能透過你邋遢的外表，去體會你那顆溫暖善良的心。

＊　　＊　　＊

　　不僅婚姻如此，職場也如是。

　　我搬家前的社區，隔壁棟有一位姓林的大姐，是一家企業的高管，據說年薪幾十萬，那還是在十年前，她的年薪，在很多人看來簡直就是天文數字了。

　　但我對她最敬佩的並不是她的薪水，而是她始終精緻的妝容。每一次見到

她，都忍不住多看幾眼，每次都把自己收拾得特別靚麗，有百分之百的回頭
率。

一天清晨我去跑步，看到她正跑下樓來，她和我打招呼，說老家親戚送了
蔬菜來，找不到她家，她去接一下。

她應該是接了電話匆匆下樓，這是我唯一看到她沒有化妝的一次，卻淡淡
地塗著一層口紅，頭髮整齊地紮著，居家服都穿得風情萬種，看得我真有點
肅然起敬了。

她和我說過一句話，讓我印象很深，她說：「這是個看臉的世界，別相信
什麼『好看的皮囊很多，有趣的靈魂很少』。你連好看的皮囊都沒有，人家
都沒有心思看你第二眼，就算有好的機會，又怎會輪到你？」是啊，這些年
我認識的女菁英也不少，無論年齡大小，都是又美又努力，無一例外。

＊　　＊　　＊

親愛的，我並不是教你買買買，但在經濟能承受的範圍內，一定要把自己
打扮得漂漂亮亮。

就算不是為了取悅另一半，世界也會因你的美麗對你多一分善意。你去辦

過了二十歲，
要有瘦
一輩子的
本事

事、找工作，一定會因為那張漂亮的臉得到不一樣的待遇。

〈中國勞動力市場中的「美貌經濟學」：身材重要嗎？〉一文中提到：女性體重每增加一千克，其工資收入會下降百分之零點四；身高每增加一公分，女性工作機會會提高百分之二點二。

你看，一個人的外表，不僅會影響到戀愛，也會影響到工作收入。

人，終究是視覺動物。所以，千萬別在最好的年齡裡，吃得最胖，用得最差，活得最便宜。你美了，你的人生就美好了。

這個世界上很多人很勢利，也很冷漠，婚姻並沒有那麼多安全感，隨時都充滿了變數，你打拚了多年的事業，也可能會隨時逼你換一個舞臺。

但無論是馳騁於山川湖海的職場，還是拘囿於家長裡短的晝夜與廚房。你精緻的妝容、優雅的身材、得體的衣著，都是鎧甲與武器，能夠幫你抵擋人世間的種種荒涼。

Hi，從遠方跑來的胖女孩

未曾想過，上大學時我們交大藝術系的那些帥哥靚女，在七年後的同學聚會上都已物是人非、慘不忍睹。反倒是系裡那位最胖的女孩姍姍瘦身成功，看上去獨領風騷、嬌豔可人。

我想想，姍姍上大學時得有九十公斤吧！對，就是那麼誇張。

記得一次學校體檢，每當一個個女孩輕盈地跳上體重計，體育老師都會愉快地報個數字，基本上沒有超過五十公斤的！

輪到姍姍時，我們全部屏住了呼吸，因為她的體重向來是個祕密，我們都很想知道她到底有多重。姍姍緩慢而笨拙地走上了體重計，自卑地閉上了眼睛，體育老師哭笑不得地感慨：「九、九十，九十，哎喲，我們的姍姍九十⋯⋯公斤！」所有的學生都忍不住大笑起來。

一旁的姍姍跑了出去，一直往操場外面跑去。我們這才意識到自己錯了，也趕緊去追她。沒承想，姍姍一下子摔倒在操場的門口，我們又忍不住大笑起來。

年輕的我們，那時太自以為是，哪裡會顧及一個女孩的自尊心。

畢業後，大家都順利地找到了工作，唯獨姍姍一直沒有勇氣去面試，她好像一直在逃避去工作這件事。她在一家服裝店裡，試穿了所有最大號的衣服，

過了二十歲，
要有瘦
一輩子的
本事

直到那家服裝店關門，她才嘆了口氣，在店員不耐煩的眼神中悻悻地離開了。

後來，她只好打著繼續深造的旗號，默默地加入了研究所考生大軍。那時，她為自己設定的目標是北京的一所名校，但她的成績並不好。所以，同學開玩笑地說：「這不是去做砲灰的節奏嗎？」

我們哄堂大笑，姍姍卻認真地搖搖頭，「做砲灰也得需要勇氣啊！」

果不其然，姍姍第一年並沒有考上，但我們隱約覺得她好像瘦了一些。那時，同學們已工作一年之久，女生們都開始忙著打扮自己，男生們開始相親聚會陪客戶，唯獨姍姍在那一年全力以赴地考研究所。所以，那次大學同學聚會時，姍姍只和大家打了一個照面就回去學習了。那時，我們最喜歡玩的遊戲是「真心話大冒險」，最關心哪裡可以淘到有特色的服飾、哪裡的水果更為物美價廉、哪裡的風景最動人，而繼續學習、努力看書這種事，真的距離大家很遙遠了，遠到一群不自知的傢伙根本不願去觸及。

姍姍的考生之路太霸氣了，她這一考就是三年，慶幸的是，她最終還是考上了北京的那所名校。待她去讀研究所時，我們驚奇地發現，她瘦了許多，最重要的是，姍姍變得自信了。當我們紛紛問到她的體重時，她自嘲道：「現在已經不足七十公斤了，革命尚未成功，同志仍須努力。」

我們都笑了，笑得很開心。突然覺得當一個女孩開始自嘲時，也需要強大

的底氣。對，女孩身上的那種樂觀最迷人。

*　　　*　　　*

再見姍姍時，已是我們畢業七年，她整整瘦掉了一個女孩的體重，變成了另一個不足五十公斤的美女，用脫胎換骨這個詞都不足以形容她的巨變。系上那群「花草們」圍著姍姍，看她畫著精緻的妝容、穿著得體的洋裝、踩著十公分高的高跟鞋，怎麼也無法把她和體育場上那個笨拙到跌倒在地的胖女孩聯繫在一起。

於是，大家立刻八卦地圍坐成團，想聽聽這個美麗「姍姍來遲」的故事。

姍姍說，在她很胖的時候，內心深處的感覺就是害怕，莫名恐懼，她不敢出門買衣服，不敢出門相親，不敢吃高熱量食物，不敢出去旅行……歸根結柢，這一切都是因為自己太肥胖。她只好把自己關在屋裡看書、背英文單詞、複習考試。最初準備時，她多半是有些逃避的意味，並沒有想過真的要考上。

後來，她逐漸進入到努力學習的狀態，如果一天不看書、不學英語，她就會害怕，覺得自己快沒救了，快要被淘汰了。

為了順利地瘦下來，她試過很多極端的減肥方式，比如針灸、節食、練瑜

過了二十歲，
要有瘦
一輩子的
本事

伽等。無奈，姍姍的肥胖基因太強大了，她的家人幾乎都是胖子，所以每當看到她在那裡自我折磨還依然沒有起色時，她那同樣肥胖至極的媽媽就會跑過來安慰，「姍姍，在媽媽心中，你瘦得像一根蘆葦一樣。別減了，我心疼。」

「您老人家見過這麼胖的蘆葦嗎？我必須減下來，這不是減肥，這是挑戰自我。」

「咱家人都是胖的人，我沒覺得胖有什麼不好。」

「我不想當胖子。」

「瞎說，胖子又不會死！」

「老媽呀！」

為了更好地瘦下來，她開始把學習和運動結合在一起，她一邊跑步一邊聽英文，這一堅持，就是好幾年。

幾年下來，公園的路需要跑多少步、跑多久，她都瞭若指掌。她跑在路上，從氣喘吁吁到健步如飛，從像個大浣熊般笨拙到如猴子般矯健，這其中的跨越，怎可以簡單地用辛苦兩個字來概括？公園看大門的那位大叔每次看見她，都會鼓掌，以表敬佩。她也會微微一笑，以示感謝。

研究所畢業後，姍姍不僅成功瘦身，英語也說得特別好。之後，她成功地應聘上了國際記者，這匹黑馬跑得如此迅速，不由得讓所有人刮目相看。

這段姍姍來遲的故事太逆襲了，大家不由得摸了摸自己的將軍肚、掐了掐大腿處的肥肉，立刻發誓要加入跑步的行列，爭取成功瘦身。

姍姍當場把服務員叫來，讓他拿走了我們所有的飲料，「從此以後，你們就不能再喝任何含糖的飲料，和我一樣只喝白開水吧！」

剛剛還信誓旦旦要減肥的傢伙們頓時沒了底氣，還沒有開始跑步，只是簡單地沒收了咖啡與果汁，就已讓大家驚慌失措。於是，大家紛紛退步，表示胖下去也沒什麼，還有一個違心的傢伙顫抖著雙下巴，說自己根本就不胖，無須減肥，她挺享受現在的狀態。

姍姍瀟灑地站了起來，把白開水一飲而盡，「你們幾個繼續吵，我得去約會！」

看著一個挺拔的女孩離開的背影，我突然想起剛剛大學畢業時，她是那麼害羞、那麼沉默，不敢站在公眾場合，不敢高聲說話，不敢談戀愛，更不敢表達自己。

現在的她卻截然不同，那種自信淡定、氣定神閒，讓人著迷。你不得不承認，一些人的美麗雖然姍姍來遲，但他們努力蛻變的過程早已是最動人的階段。

過了二十歲，
要有瘦
一輩子的
本事

*   *   *

也許一個人的美麗是有階段性的，前提是你勇於改變，願意為成為更好的自己努力。只是，這個過程你也不知道要多久，就像走在茫茫黑暗中，就像跑在晨霧中，你不知道前方何時會亮起一盞燈，但你必須跑下去。只因喜歡並堅持去做好一件事，就是對自己最大的真誠。

盲目的我們，只願意躺在心理舒適區打滾的朋友們，從今天開始，也試著離開那片只會讓自己墮落的安全地帶吧！

我聽過一位著名的心理催眠師的課程，他說一個不會游泳的人，一定認為岸邊才是最安全的地方，也是最忠誠的心理舒適區，一個人從未感受過在水中的暢快淋漓，他自然不會明白自己最精采的人生究竟在何處招手。更糟糕的是，當他試著往海裡走去，每走一步，不安與恐慌都會增加一分，掙扎之間，他最愛問的問題莫過於什麼是活著，以及活著的意義。

真實的生活卻要求我們必須要一步步走進那片海，那片深海之中。別回頭，別糾結，別猶豫不決，最精采的人生永遠是打破心理舒適區，雖然很長一段時間你覺得自己不過是海中浮萍。可即使是浮萍，也終屬於大海，那根系蔓延，終會連到海洋深處。

努力和堅持真的有那麼重要嗎？

每個人心中都有答案，所有人都明白，唯有潛入深海，才可得見滿眼星光。就像姍姍那姍姍來遲的美麗，若畢業後她一直自我催眠，不去正視所需的改變，或許此時她不過是辦公室裡那個不起眼的胖子，又怎會得到更好的際遇？又怎會贏得更多的認可？

我們慢慢成為格子間的老員工，熟悉的環境早已讓我們放鬆警惕、日益麻木。可舒適的岸邊並不是一成不變的，當海水漲潮，舒適區就會被淹沒。隨著時光的流逝，不提升自我，舒適區也終將縮小，最終消失，只留下不安的人，在岸邊恐慌、困惑。

或許你會說，我並不在乎別人怎麼看我，我要的不過是自由自在的生活。可真正的自由太奢侈，它只屬於強者。自由並非你想做什麼就做什麼，而是你不想做什麼就不做什麼的權利。

有人說，新陳代謝七年後，我們就會變成另外一個自己。你是迎接更精采的人生，還是接受慢慢被海水淹沒的悲痛？

但願七年後，與你相遇的自己，是被你真心喜歡並欣賞的，是你一直想成為的模樣。

怪社會太殘酷前，先放下你手裡的薯片

先問大家一句，你們年初訂下的減肥計畫，現在完成了多少？

我有個朋友，年初的時候，信誓旦旦地訂下計畫，說今年要把體重從七十五公斤減到五十公斤。結果大半年過去了，我再看到她時，還是那副胖乎乎的老樣子。

有個調查報告顯示，減肥的成功率只有百分之九點五，也就是說減肥的失敗率高達百分之九十點五。

前兩天的微博熱搜上，一個女孩連續節食一個月，晚飯後堅持鍛鍊，但是半公斤都沒瘦，藉酒澆愁，直接躺在大馬路上哀號。

評論區下，一大群網友回覆，彷彿看到了他們自己。

幾乎每個人都有過減肥的計畫吧？一次次地在網路上收藏減肥餐、瘦身文，瘋狂在知乎上搜索成功的減肥案例，甚至恨不得直接有把刀能把身上的肥肉片下來。

每天對著淘寶店裡的模特兒圖片嚥口水，羨慕她們的細胳膊細腿，回頭捏捏自己肚子上的一圈肥肉，替自己感到難過。

每次買到小號的衣服就安慰自己，沒事的，過幾個月瘦下來就能穿了。可是好幾個月過去了，衣櫃裡的小號衣服都快堆成山了。手機裡下載了一堆鄭

多燕減肥操、健身視頻，保存的健身餐圖片幾乎要把手機記憶體擠滿了。

可是你倒是起來跳操啊！你倒是把手裡的薯片放下啊！一邊羨慕著別人的好身材，一邊癱在沙發上，邊吃薯條邊把健身教練的電話掐斷，你胖成這樣，能怪誰？

減肥是一個持續性的動作，需要你日復一日地堅持做下去。

還是剛剛那個朋友，她在年初的時候，就在家門口的健身房辦了年卡，在網路上買了名牌運動衣、跑鞋，還有一堆低脂低熱量的食材。

從大年初一開始打卡，每天晒出自己的健身對比照和減肥餐。大概過了半個月，每天都發的健身照片變成了兩天一發，後來變成了一週一發。到最後，她乾脆停用了朋友圈功能。

後來，我問她怎麼不去健身了。

她說，健身減肥對她不管用，而且好怕會練出一身肌肉。

我心裡翻了一萬個白眼，天哪！你都沒堅持試一試，怎麼就知道沒用呢？專業的運動員超強度地訓練好幾個月才能長出肌肉，你這麼隔三岔五地練，才練了幾天啊，就怕自己長肌肉？

你收藏了再多運動乾貨指南根本沒用，一百個訓練日不執行，一百天健身

139

過了二十歲，
要有瘦
一輩子的
本事

餐不堅持，全部是浪費。

＊　　＊　　＊

減肥又苦又累，要怎麼才能堅持下去？

一是讓自己愛上運動。只有真正熱愛的東西才能堅持下去，當你愛上跑步、愛上游泳之後，減肥就不再是一件痛苦的事情了，反而充滿樂趣。

二是一定要相信自己能瘦。給自己積極的心理暗示，相信自己一定能瘦，一定能穿上最小號的那條褲子，只有先相信自己能瘦，你才會真正地瘦下來。

三是跟朋友打賭，互相監督。減肥的時候，很容易滋生惰性、產生倦怠，這個時候，最好找一個同樣在減肥的朋友，一起互相監督。

四是找一個健身偶像來激勵自己。偶像的作用真的是巨大的，手機桌布、電腦桌布、房間的牆上都可以換上健身偶像的照片，隨時隨地都能激勵自己。

五是對瘦身保持強大的好奇心。胖了二十年，想不想知道，瘦下來是什麼感受？知乎上那麼多詢問減肥方法的發文，難道你不想去爆個照，驚豔一番？

減肥，除了邁開腿，重要的是管住嘴。

小龍蝦、水煮魚、麻辣香鍋、棒棒雞好吃嗎？好吃。可是它們除了能滿足

你的口腹之欲，還能幹麼？

有些人，嘴上嚷嚷著要減肥，身體卻很誠實，吃東西總挑高脂、高熱量的點，深更半夜還在宵夜攤胡吃海塞。少吃幾頓宵夜，少參加幾次聚會吧，你跟大街上那些「小腰精」的差別，就在於誰能在美食面前先停住筷子。

減肥，要做好打持久戰的準備，千萬不能急功近利、依賴藥物。

這幾天，有則新聞看了讓我觸目驚心。

在湖南一座小城市的一個地下倉庫裡，搗毀了一個減肥藥加工廠。倉庫裡堆放著無數膠囊灌裝機、各色粉末和膠囊外殼，靠這些設備，每小時能生產一萬粒假冒減肥膠囊。

這些市價成百上千、號稱功能顯著的減肥藥，成本竟然不到一毛錢！你刷光信用卡買的能幫你減肥成功的神藥，其實是殘害你身體的毒藥。那些標榜無任何副作用的減肥藥，其實都是吃不死人的普通消化藥材。

知乎上就有個網友說她找到了無副作用的減肥藥。

據說，那個減肥藥的原理是，把飯和藥一起吃，高科技的藥就會把食物直接在胃裡分解成二氧化碳和水，不會增加任何的熱量。

聽起來很有科學依據、很靠譜吧？然後，這個網友就興高采烈地開始了自

過了二十歲，
要有瘦
一輩子的
本事

己的科學減肥之旅。

　　吃完這個藥之後，身體似乎真的沒有任何的不良反應。一般的減肥藥吃下去，很多人會感到胸悶、心悸，這個藥吃了幾天，就是覺得餓，非常容易餓。

　　這個網友跑去問店主，店主說：「別怕。能量都被藥物分解了，大腦中樞一時不適應，肯定會覺得餓啊，餓了你就繼續吃嘛，反正都會被分解的，等大腦適應了就好了。」這個網友想了想，覺得很有道理，於是就瘋狂繼續自己的科學減肥之旅。

　　一個月後，她足足胖了五公斤，一下子從芝麻燒餅臉變成了烤饢臉。

　　後來，那個網友才知道，這個減肥膠囊的成分就是山楂丸、消化片之類的東西。她還算是幸運的，這個藥裡沒有有毒物質，不然就要出現減肥藥致死的新聞了。

＊　　＊　　＊

　　前面提到的那個朋友，她在一家廣告公司實習了半年，業務和能力都不差，可是在簽轉正式員工合約的時候，主管把機會給了一個業務能力沒那麼強的瘦女孩。

倒不是簡單地歧視胖子，而是因為很少有胖子會真正喜歡自己的樣子。即使她嘴上說不在意，可是在周圍人的指指點點下，很容易就會自我懷疑，變得不自信。

這種不自信的心態，會變成一個人的特質，把整個人都變得畏畏縮縮，機會自然不會靠近她。

朋友在廣告公司勤勤懇懇地待了半年，每次都能準時交出優秀的方案。可是因為自己的體型，她從來都不敢站在客戶和老闆面前，大大方方地講出自己的想法。即使她真的有才華，又有誰能看到呢？

而那個能力沒那麼強的瘦女孩，沒有心理負擔，即使自己的方案不那麼完美，也敢毫不避諱地在老闆面前說出自己的想法。

不要怪社會太現實、太殘酷，在你有足夠的能力和資本之前，社會根本就對你不屑一顧。

二十歲了，要有能瘦一輩子的本事。

所以，看完這篇文章就放下手機，換身裝備，趕緊去健身房待著。這個夏天已經結束了，難道你還要錯過明年的夏天？

沒有女人不上相，其實就是胖

四月三日那天做了一場活動，全天無休，大半夜冒著大雨，還被崔老闆傳召去聊工作。累到半死回到家，還要給孩子講故事，然後孩子沒睡著，我睡著了。第二天上秤一看，四十八點七公斤。如果我不是得了甲亢，這真的就是十年來的最低體重了。

對不起，看來我真的要正式告別微胖界代言人，成為一個能穿白襯衫和鉛筆褲的瘦子了。

有個微胖朋友大概是不服，不懷好意來問我：「不是說好一起微胖到老的嗎？這下你瘦了，真的開心了嗎？」我認真地思考了一下回答：「真的太開心了！」

她大概以後都不會再理我了。因為我去年還在和她說：「太瘦了，臉就沒那麼好看了。」簡直啪啪打臉。

不管是誰，去翻我以前的文章和照片，都會看到大量文字是描寫我自己多麼安於微胖，多麼熱愛那個肉乎乎的自己，覺得五十五公斤的自己也很美啊，我還創造了一個名詞叫「美麗密碼」，後來科學證明這叫減肥平臺期。

我那時候就是覺得自己喝水也胖，怎麼都不會瘦了，所以總得給自己一個理由活下去啊。對不起，我的經歷充分證明，人類的進步就是一個給自己打臉的過程。

*　　*　　*

　　身為一個二線網紅，減肥真的是被逼的。我從什麼時候開始決定當一個真正的瘦子，而不是假瘦子的？是從我受夠了所有第一次見我真人的，都說「其實，你沒有照片上看起來那麼胖啊」，那你們還給我各種點讚讚，那你們還說「其實你以前挺好的」，你們這群虛偽的人。

　　還有我們崔老闆，六十公斤的時候，覺得自己就是臉圓了點。直到有一天，和她那個如天仙一般、從小一起長大的朋友去買同一套衣服，才發現，人類的愚蠢和自大果然是對比出來的。

　　從那天起她就開始「自虐」了。女人不需要鼓勵，女人只需要刺激，給一記倚天劍屠龍刀直戳心底的刺激。

　　所以，有人說真正下狠心去減肥的女人都是虛榮的，因為只是執著於外表。如果虛榮可以讓我繼續把二十五碼的牛仔褲穿得好看，那麻煩老闆再多打包兩份虛榮。

　　一個人瘦下來以後，就會持續聽到在以前胖的時候，別人不會跟你說的話。比如，以前朋友都說，你不是胖，你就是不上相；你不是胖，是這個攝影師

過了二十歲，
要有瘦
一輩子的
本事

找的角度不行；你不是胖，是現在流行錐子臉；你不是胖……

童話裡都是騙人的，你不是不上相，你就是胖。我瘦了五公斤以後再拍照片，感覺像直接換了個模特兒。不要覺得時尚界橫豎會把人拍胖五公斤，對我們太殘酷，難道不是因為對自己還不夠狠嗎？想把照片拍好看？吃太多就是犯罪。

後來才明白，我被這個世界上太多的瘦子騙了三十年，包括崔老闆，她當年做平面模特兒的時候，我真以為她是吃不胖的。

事實是，真的極少有吃不胖的人。只有那種達到一定階段後，偶爾吃一頓也不會胖的女人。你和她吃的那頓大餐，不過是她這個月唯一一次的大餐名額，她背後不知道吞了多少草，而這只是你眾多大餐中的一頓。

瘦子們，你們太狠了，整整騙了我三十年，果然是微胖了多久，就蠢萌了多久。

*　　*　　*

「在最美好的前三十年，身為一個胖子活著；從三十歲起可以穿下二十五碼的牛仔褲了，這樣才夠資格當勵志掌門。」

　　想想以前為什麼瘦不下來，就是心理暗示不夠。胖習慣了，而且還是個倔強的胖子，覺得那些追隨潮流去減肥的女孩子都很庸俗，嫌棄人家人氣款，就覺得要靠多幾公斤肉證明自己可以活得十分瀟灑自如。

　　回頭看我以前，不執著於變瘦，又何嘗不是在安於胖呢？人不是在執著於「執著」，就是在執著於「不執著」，但是，當你明白了，就會發現減肥這件事，果然是心態比技巧更重要。

　　這就是減重五公斤的祕笈之一，也是留給你們的作業。回去認真思考一下：你真的不想試試看當瘦子是個什麼體驗嗎？

　　不想就不想唄，那就不能抱怨腿粗、不能把鉛筆褲穿好看哦。

　　想明白後，下週我們再具體實行減肥計畫。

　　嗯，沒錯，現在走的就是未完待續路線，以後我們每週一都來研究顏值這件事，直到生命盡頭。

你這麼好看，不能胖

幾年前認識一個膚白貌美的女孩，她真的是挑不出瑕疵的美，從長相到身材都是一流，帶著那種能讓任何一個男孩子愣住的曼妙。

直到現在，我還記得她穿牛仔短褲的樣子，白鞋子上面修長筆直的腿，窈窕的腰身隨之晃起來，每一次都讓我為長裙之下掩藏的肥胖而悲哀。

幾年中和女孩見了幾面，每一次都驚訝歲月的殘酷。

愛情總是能輕而易舉地毀掉一個美人，朋友之間傳言著她與異地戀人的分分合合，或許是因為感情不順，或許是因為家人的壓力，女孩的身材隨愛情一起變了形，從前的四十五公斤慢慢變成六十五公斤，手臂和腰身都失去了曼妙的形狀，連眼睛也瞇成一條線。她已經不穿牛仔短褲，寬大的褲腿下露出粗粗的腳踝，整個人恍若自暴自棄一般，一個人坐在聚會的最角落，只聽不說地吃下很多很多。

無數次我都想對她說：「你這麼好看，不能胖。」

有一種女生的美，讓同性都失去嫉妒的理由。沒有人捨得看到她的容貌被脂肪改寫，這感覺就像在看一件藝術品的毀壞，恍若見人在《蒙娜麗莎》的畫像上，用墨汁狠狠地潑了一角。

想起青春期時閱讀的時尚雜誌，那裡面有個曾長據少女服裝版面的小巧美麗的模特兒，突然就不再出現了。後來看八卦消息，才聽說是模特兒因為貪

吃發胖，被公司裁掉。

　　一個事業上升期的女孩在體重上栽了跟頭，這世界到底有多殘酷，那年頭也許 PS 技術還不發達，或者青春靚麗的女孩實在太多，時尚界只肯用無須 PS 的人選。

＊　　＊　　＊

　　胖這件事，沒有親身經歷過的人，完全不會知道有多麼痛苦。你只要胖過，就會明白，一週內狂吃，胖兩、三公斤那簡直輕而易舉；而一週內瘦兩、三公斤不反彈，那簡直是神話。遙想在我出國的最初，白麵包和馬鈴薯泥間，炸薯條和乳酪蛋糕裡，那輕鬆胖了的兩、三公斤脂肪，無比忠心地跟著我從二十三歲到了二十五歲，又繁衍出很多同伴。

　　也許你更喜歡西方文化對於美的定義，覺得「胖」也是解放思想的一部分，我也不願做個老古董，但是「胖」是我唯一不想要的自由。對於那種從小胖到大、硬生生地把「肥胖」變作基因的女孩，誰沒經歷過被世界遺棄的感受？再沒什麼比別人口中的「胖墩子」，還有戀人的挑剔更讓人難過了。

　　連我年過半百的母親在同學聚會後，都在感慨歲月的殘酷，我以為那般年

過了二十歲，
要有瘦
一輩子的
本事

紀的女性只在乎廣場舞，可是她們更在意當年的班花為何胖到無人認識、當年平庸的女孩為何如今優雅美麗。

肥胖有其毀容作用，減肥有其整容效果。「胖子都是潛力股」，這話百分之九十九的時候都是真理。減肥就如同泥人張的巧手，大餅臉、圓鼻頭、水桶腰這些中年婦女特徵，捏了捏就出現了少女的線條感。

＊　　　＊　　　＊

大概女孩們一過了二十五歲，心裡崇拜的女性角色便會發生轉變，十八歲時讀亦舒筆下的故事，把那些穿著八公分高跟鞋、美到不食人間煙火的高學歷、高收入女性當作英雄，現在發覺還是「減肥成功」的女子更加令人佩服。女性的新陳代謝到二十五歲就開始變慢，讓多少馬虎的女孩，稍不留神就翻進了年齡的坑，胖著胖著就再也爬不出。

這就更彰顯「減肥成功」的能力，它是最玩命的一種努力，若能用到任何一處，必定載你至人生巔峰。減肥這件事，說到底就是在拚毅力，跟自己死磕，把若干種痛苦變成和刷牙洗臉一樣的習慣。

一個胖了好多年的朋友，第一次瘦下來，六十五公斤的體重，現在還剩下

三分之二，配上一百五十五公分的身高，剛好。

這件事發生得短暫也漫長，旁人覺得，「哎呀，怎麼幾次不見就這麼瘦了。快教教我們有什麼祕訣。」而朋友卻掰著手指，清楚地計算道，「每天早上一個小時慢跑，早餐午餐分別五分飽，晚上一百克優酪乳配兩百克水果，一節鄭多燕瘦身操，這件事我堅持了兩百六十一天。」

我大三那年，班上一個女孩子用一個寒假的時間瘦下來，上學期期末考試時腰身還是中年婦女，結果下學期開學，四肢都成了美少女的。

我們都以為她吃了靈丹妙藥，結果在餐廳一起吃飯時，才發現她的減肥祕訣，她胡吃海塞的午餐變成一顆水煮蛋和一把水煮青菜，我們調侃她「素菜都吃得那麼認真」。她昂著一張巴掌臉輕輕笑，一口一口吃掉特製午餐，完全無視我們盤中豐富而油膩的炒飯。

減肥需要的是一種最難的自律，拚事業需要三五年的起早貪黑，而減肥的毅力貫穿了一個人的一生，需要出現在每時每刻。

＊　　＊　　＊

我得再次重申自己的豐功偉績。

過了二十歲，
要有瘦
一輩子的
本事

二十五歲用跑步跟新陳代謝作戰，一舉瘦下十公斤的事情，讓我徹底明白減肥路上絕不允許三天打魚、兩天曬網的散漫。它需要的是一種滲透到生活中去的自律，這是一種重要的習慣，更是一種需要與時俱進的能力，它更像是每五年就需要重新審核一次的教師資格證，而不是如騎車、游泳這樣一旦學會就「一勞永逸」的技能。

作家摩根・史考特・派克用一句話，概括了人們一直以來苦苦追尋的自律本質，「對自我價值的認可是自律的基礎，因為當一個人覺得自己很有價值時，就會採取一切必要的措施來照顧自己。」自律的本質就是愛自己。

想當年自己穿著肥大的衣衫，自卑到想消失於人群中做一粒塵埃，又想到那個美若天仙的女孩子，在放棄自我的路上一去不復返。也許我們這樣的女孩都欠自己一個擁抱，在那個最美麗的年紀，沒有在鏡子前停留一分鐘，認認真真地看著那裡面的人，對那個正在急速下墜的自己說：「不該這樣，你本可以是個更好看的人。」

至於那些一路嚷嚷減肥卻連幾天運動都堅持不下去的人，關於「別人能瘦，我怎麼就不能啊」這樣的問題，不僅僅是我，連醫學界都無法給出解答。

減肥這件事，你得狠狠逼自己，你得學會相信自己。更重要的是，要學會愛自己，愛到每天都要對鏡子中的自己說：「你這麼好看，可不能胖。」

你可能根本不知道你為什麼瘦不下來

這幾年你一直在堅持的事情是什麼？

有朋友回答，減肥。

很有毅力吧？可以堅持減肥五年！但之所以一直堅持，是因為她從來沒減肥成功過，甚至連反彈的機會都沒有，持續保持穩定的體重，持續減肥，持續瘦不下來。

能堅持下來其實不用自我提醒，春天的氣息還不濃厚的時候，就有無數文章和朋友會吶喊口號，春天來了，夏天還會遠嗎？三月不減肥，四、五、六、七、八月直到嚴冬，你都要徒傷悲。

看來，減肥可真是終生性的課題呢，因為總是有人頑固地胖著，所以一定有人頑固地想跟脂肪和贅肉鏖戰到底。

不是都說減肥有祕訣嗎？邁開腿、管住嘴就行了。聽起來真是簡單得要命，可是為什麼還是有人頑固性肥胖、始終達不到瘦身的目標？他們也運動啊、也節食啊！

排除遺傳基因和病理性肥胖等可能，減肥不成功很大程度上是跟心理原因有關。

從專注減肥到減肥失敗，中間到底發生了什麼事呢？

過了二十歲，
要有瘦
一輩子的
本事

你把所有人生晦暗的原因都歸結為「不夠瘦」？

熱衷於減肥這件事的人，看起來都很有幹勁，他們會在朋友圈打卡，會跟好友立下軍令狀，甚至還能卸載淘寶，因為他們說減肥不成功，就不買新衣服。

然而呢，壯志未酬誓不休的勁頭是有了，但是僅限於減肥這件事。你會發現，當他們投身於減肥這件事的時候，生活中所有事情都圍繞著減肥展開，好像除了減肥，再也沒有別的事情可以關注了。

聽起來是一種專注，但這種專注也是阻礙減肥成功的原因之一。他們的內心深處會有一種假設，「只要我減肥成功，一切事情就都會迎刃而解。」

現在生活中一切痛苦的來源，都是因為自己不夠瘦——事業不順是因為招聘的時候，男面試官都喜歡身材好的；找不到男朋友是因為太胖；穿衣服不好看是因為沒有模特兒身材。總之一句話，她的一切問題都是肥胖害的。

所以，他們會孤注一擲地把自己的精力和時間全耗費在減肥上，可是不出所料，當一個人愈在意一件事的時候，往往愈達不成目標。

因為過度關注減肥，你會把所有的喜怒哀樂都連繫在這一件事上，而減肥這件事又需要辛苦的付出和忍耐，所以情緒很容易持續地低落。看著一星期下來，體重計上的數字毫無變化，想著自己每天揮汗如雨，心情怎麼會高漲

起來？因為減肥不成功，你更無心工作、交友，從此陷入惡性循環，愈胖愈不開心，愈不開心愈沒勁減肥。

當能理性看待自己的生活，認清減肥不過是生活中的一部分而已時，反而會輕鬆很多。減肥帶來的不適和情緒低落，可以用工作和生活中的其他快樂對沖，你才能用平衡的心態來對待減肥。

如果你真的把減肥當成生活幸福的唯一殺手，你的潛意識也會跟著作祟，它反而會阻礙你真正去堅持你的減肥計畫。因為一旦減肥成功，你卻發現生活並沒有完全因此改觀，工作沒提升，戀愛沒著落，你會更加自卑。

說意志力沒那麼頑強，其實是你的內心也害怕面對這樣的結果，所以它會千方百計阻礙這一天的到來。

* * *

因為減肥效果不夠明顯而自責？

一些正在減肥的朋友經常會跟我吐槽，「我真沒用，今天又沒管住嘴，我吃了一個漢堡！」「我可真是沒毅力啊，跑步三天就不想去了，怪不得我一事無成。」

過了二十歲，
要有瘦
一輩子的
本事

　　真正讓他們沮喪的事情其實不是沒瘦下去，而是由此帶來的負面情緒體驗，他們會把低落的情緒擴散到自己的性格和品質層面，給自己扣上一頂非常嚴重的「自我否定」的帽子。

　　貪戀美味的食物是我們的本能，克制本能就是需要付出巨大意志努力的，在這個過程中出現一些反覆和懈怠，都是再正常不過的反應，正常對待就好。一次貪嘴就是一次貪嘴而已，沒必要上升到自我譴責的高度。你在自責和內疚中想要愈挫愈勇是難上加難的，大多數人會因為自責而過早地放棄減肥這件事，就是因為他認定了自己註定失敗。

　　還有更可怕的是，沉浸在自責的情緒中更易自暴自棄，暴飲暴食大多出現在減肥暫時無效，而內心極度低落的狀態之下。

　　正視減肥過程中出現的一些曲折和倒退，就事論事，無須過度引申。即便你真的減肥不成功，它也無關你在其他方面的成就，更無關你到底是個什麼樣的人。

＊　　　＊　　　＊

　　小時候我們都經歷過，父母答應如果你做好作業就讓你出去玩。這種滋味

會讓很多孩子抓心撓肝，如果父母看得不夠嚴，他們會偷偷出去玩，即便不得不寫作業，也是潦草完成。

這樣的孩子在自制能力培養階段，並沒有培養出「延宕滿足」的習慣，並且還會把它保留到成年期。長大後，他們的內心裡也還是那個想第一時間就要去玩耍的小孩子，一遇到誘惑就想繳械投降，立刻安撫自己咄咄逼人的需要。

因為眼前的美食和閒適畢竟是觸手可及的，而減肥成功卻像一件遙遙無期的事，所以眼前的滿足所帶來的快感就被放大，而減肥失敗的痛苦又尚未到來，無法體驗的深刻就被忽略。

與需要耐心和隱忍才能得到的成功相比，眼下得到快感才是實惠可靠的選擇。所以，為了一口蛋糕的甜美，失去的是一個夏天的自信。

你愈多次讓自己得到「即時滿足」，你的身心就愈適應這樣的模式，要克服它所帶來的煎熬就愈劇烈。

如果你是這類型的減肥失敗者，一定要趁早訓練自己的延宕滿足能力。

你可以每次都增加那麼一點等待的時間，讓自己的自制力變得更富有彈性，慢慢拉長能承受的等待時間，將等待培養成一種習慣。做習慣了的事情，自

過了二十歲，
要有瘦
一輩子的
本事

然不會那麼消耗自制力了。

　　比如，把現在就想要吃的東西變成三小時後的安排，然後慢慢拉長至五個小時、十二個小時，直至二十四個小時。等你比較習慣等待，自然不會感覺到自制力在跟身體裡的欲望鬥爭，因為你已經把延宕滿足變成了一種生活方式。

　　減肥的確是一場攻堅戰，同時也是一場心理戰。不克服這些心理上的障礙，你就很難邁開腿，更難管住嘴，何談瘦下來呢？

在最美好的年紀，我必須是美的

我非常愛吃。

不管是父母或是朋友、戀人，都知道這一點。

記得與一位女生第一次約好在成都見面，未曾謀面時，我就向她推薦了很多家成都好吃的店。甜點、私房菜以及路邊的蒼蠅館子（註：小餐館。）。但我並不是成都人，可見我有多麼關注一個城市的食物。

她笑說：「可是吃在我的旅行計畫中，並不是很重要的一部分。」

「吃」曾經是我很重要的一部分。

如今看來，「吃好吃的食物」對我來說，依然重要。我願意早起去吃一頓好吃而限時的早餐，也會在去到一個陌生城市前做該城市的美食攻略；吃到好吃的食物會荷爾蒙飆升，如果是不小心誤入一家「很一般」的餐廳，會覺得浪費了我的胃。

可是我也經常忍受飢餓。

減重時期，我需要認真地查詢每天攝取的卡路里，這樣很累，所以我只堅持了一段時間。

但在這一段時間中，我基本上記住了，凡是油炸、燒烤、火鍋及超市裡所有可見的，市面上但凡能買到的零食，都會讓我的卡路里超標。

過了二十歲，
要有瘦
一輩子的
本事

後來有個朋友和我說，她減肥第一步邁出去了，她忍住不吃零食了。可是說來也奇怪，我雖愛吃，但我從未愛吃零食過。

我的胃容量很珍貴，要把它們留給那些真正的食物。

什麼是真正的食物？好吃到會讓你尖叫的起司蛋糕、滾燙的火鍋，包括一些家常菜。這些才是真正好吃的食物。而零食往往又乾又澀，吃後會帶來不適，所以它們不是真正的食物，至少對於我來說不是。另一方面，如果你長期堅持健康飲食，你就會對零食、飲料免疫，而至於如今炙手可熱的路邊奶茶，我也不會浪費時間去排。你可以設身處地想像一下，排隊二十分鐘，終於拿到一杯奶茶，喝上一口覺得很美味，喝完了卻覺得甜膩悶人，值不值得？

如果你的答案是值得，那你可以不看這篇文章了。

＊　　＊　　＊

自律帶給人自由。

我每天點開 Keep 軟體時，就會看見首頁的這句話。

有一段時間我起得很早，上午有很充足的時間可以做事，身邊人都很佩服我早起，還經常跟我說：「在冬天早起的人非常可怕，什麼事都做得出來。」

160

　　其實醒得早主要是因為餓，我每天早起都恨不得下床就能吃早餐，於是「吃早餐」變成一件很開心的事。

　　不再吃高熱量、高油脂的食物，看見自己的皮膚慢慢變好，值得。忍受一時的飢餓，卻能撩開自己的衣服，看看自己的馬甲線，值得。做運動出很多汗，平板支撐最後一秒趴在地上想罵髒話，值得。

　　不管多辛苦，看見成果的時候，都是值得的。你要等。

　　我看過很多的範例，女人為一副皮囊到底能夠做到怎樣的極致。

　　擲千金在臉上、身上，為了保持皮膚緊緻，長年累月堅持運動，甚至在冬天也用冷水洗臉，參加聚會時頻繁進洗手間補妝。為了保持自己好看的形象，整容這件事，反而顯得容易許多。

　　　　　　　　＊　　　＊　　　＊

　　有人說，這麼累，何苦？苦，當然苦。可是當你真的這樣做了，並從中受益，當你看到你的腿愈來愈細、腰愈來愈細，之前買的褲子愈來愈大，你就會覺得，這一路走來的苦，其實都不算什麼的。

　　比起吃得很飽，摸摸肚子躺在床上，旁邊還放著一包油膩膩的薯片，我更

過了二十歲，
要有瘦
一輩子的
本事

願意看到那個早晨天還沒有亮，輕盈地跑在路上的自己。

　　在最鮮嫩多汁的年紀，我必須是美的。

如果早五年開始減肥，我的人生一定會不一樣

微博被芭莎慈善夜（註：一年一度的中國慈善盛會。）各路明星照片洗版了，每一個都相當美。

很巧的是，那天我也在現場，我看到的每一個女明星，幾乎都是閃耀著平常生活中看不見的美。而且每個女明星，好看得都有自己的特點，唯一相同的是：瘦。清瘦的手臂，如玉般的雙腿，配上一襲長裙，吸引了無數目光。

不得不承認，在看過很多關於明星減肥的故事之後，我發現這個時代給胖子留的活路真的太少了。

第一次實習的時候，在公司的新人群裡認識了一個女孩子，漸漸成了好朋友。不過，我們兩個一直都沒有在現實中見過面，翻遍了她所有的朋友圈也沒有找到一張她的照片。

每次我約她中午到公司餐廳一起吃個飯，她都會說：「下次吧，下次我請你。」然而過了半年，我的實習期滿了，兩人都沒有成功見面。

一次，我去列印檔案。因為不會使用，附近辦公桌一個胖胖的小女孩站起來，主動過來幫了一個忙。成功列印好之後，她似乎想要和我說些什麼，卻還是沒有開口。

回到座位後，我收到一條微信：

過了二十歲，
害自瘦
一輩子的
本事

「其實，剛才那個人是我。」發微信給我的，正是新人群裡認識的那個女孩子。

「那你怎麼不告訴我啊！」我當時很震驚，兩個好友明明面對面，卻不和彼此打一聲招呼。

「因為我不太好意思……」

回想起來，印表機前的那個女孩，不是很高的個子，將近九十公斤的體重，臉上有著明顯的痘痘，說話支支吾吾、躲躲閃閃，害怕看人的眼神。她後來告訴我，從高中時期發胖之後，變得不太喜歡和別人面對面交流，身上的橫肉，因為不良的飲食習慣而在臉上長出的痘痘，更讓她感覺難堪。所以她只願意在網路上交友，扮演另一種人格，但從來不晒出自己的照片。

欲言又止的背後，是她面對這個真實世界的不自信。

她還喜歡過一個男孩，默默地為他做了很多事情。

餓了給他點外賣，生日跑遍了整個城市找他喜歡的禮物，週五下班躲在他公司樓下偷偷看一眼，然後走掉。

可她終究沒有勇氣站在他的面前，即使對方說喜歡上她了。

因為肥胖，她根本不敢面對他，怕他對自己露出失望的神情。

　　你總說要找到那個愛你靈魂的人，其實我們心裡比誰都清楚，沒有那副好看的皮囊，沒有什麼人真的願意在第一眼就穿過你的外在，去欣賞你那個不凡的內涵。

　　更令人無奈的是，人的膚淺在於，就連我們自己都明白，都在挑選那個皮囊好看的人。

＊　　　＊　　　＊

　　曾想過，如果人生可以選擇放縱，是不是到最後得到的，就會是輕鬆和暢快？每天吃肉，每天喝酒，任憑橫肉瘋長，也不管不顧，一定很爽快吧。

　　朋友圈裡有一個我最佩服的朋友，我叫他 L 公子。他最引人注意的是他的身材，典型的穿衣顯瘦、脫衣有肉的健身房男孩。

　　有次我們一起出來吃飯，L 公子動筷極少，聲稱自己最近體重上漲，要克制。我笑著說，他這種身材完全沒必要克制自己，多吃一頓肉又不會變化多少。

　　旁邊一位老友搶過話頭，道：「他啊，是胖怕了。」

　　L 公子曾經有多胖呢？用他自己的話說，「我扔掉了家裡所有以前的照片，

過了二十歲，
要有瘦
一輩子的
本事

那簡直是一段不忍回首的黑歷史」。

　　那是我們可能都聽爛的勵志愛情故事，可再聽一次，仍然會被主人公的意志打動。

　　剛上大學時，L 公子喜歡上了一個女孩，網路交友，本以為只是小打小鬧、暗生情愫的網路姻緣，兩個人居然堅持了兩年。這兩年裡，兩人彼此分享各地的景色、考試成績和年輕的煩惱，成了超越友誼的伴侶。

　　一天，女孩忽然提出：我們見面吧。

　　L 公子從來沒有設想過這一刻的到來，他看著螢幕上的字眼，衝到鏡子前照了足足十分鐘。真的太胖了，鏡子都塞不下了。可是要拒絕嗎？他似乎一直在等待著這個時刻。

　　從那一天起，L 公子下了決定，開始減肥，只為了去北京見一眼他情竇初開時喜歡的第一個女孩。他花了一個學期甩掉二十公斤，每天只吃一個蘋果，渴了就喝一瓶 Zero 可樂，晚上繞操場跑二十圈。誰都沒有想到瘦下來的 L 公子變化會那麼大，原本就不錯的五官，變得更加立體了。

　　現在的 L 公子成了一家四百多人公司的 CEO，名副其實地做到了「胖子都是潛力股」。

＊　　＊　　＊

很多人不明白，包括我自己。

為什麼胖子瘦下來之後，幾乎都能達到人生的顛峰？做自己喜歡的工作，找到愛人，彷彿從前擁有的霉運都可以隨著贅肉甩掉一樣，取而代之的是生命裡源源不斷的幸運。

直到我自己把每天跑五公里堅持了一年，體會到那種初次奔跑的艱難和必須堅持下去的毅力之後，才明白：減肥就是一個自律的過程，一個會自律的人，必然能夠得到自己想要的東西。

微博上看到一句很有趣的話。

一個瘦了十五公斤的博主說：「網友們整天問我怎麼瘦的。怎麼瘦的，你自己心裡沒數嗎？」

事實的確如此，不過是管住嘴、邁開腿，可是沒有多少人做到。你天天喊著減肥，卻又一邊看著電影，一邊給自己塞薯片；你說要去健身房，辦了卡，結果帶上手機去拍了一張照，打完卡就回家了。

終日反覆，又怎麼可能瘦下來？愈來愈覺得，減肥的過程其實就是自律。

當你選擇了減肥這條路，去健身，你就必須安排好自己的時間，這個過程

過了二十歲，
要有瘦
一輩子的
本事

就是你在調整自己所有生活作息和工作安排的過程，不讓自己時間失控的人，往往也能做到不讓自己的身材失控。

　　其實你比任何人都清楚，瘦下來有多重要，美麗能夠給你帶來多少新的機會。而比減肥更讓人感慨的是，你減肥的過程，是在奔向美好，可以看見自己新的可能，和從未見過的自己。

　　不會再像從前一樣躲躲閃閃，最好的你，真的配得起美好的未來。

為什麼不能做一個身材臃腫的人

眾所周知，我在微博上雖然給人打分，或是品頭論足一番，或是看圖說話調侃一下，或是借景抒情對某些現象嘲諷一通……無論再怎麼漫無邊際，也就是個娛樂。但是總做一樣事，做得多了，量變引起質變，還真能總結出點規律。就說這人的美醜，細節暫且不論，有一點就很能說明問題：外表好看的人，不論男女，沒有一個是身材走樣的。

這話不是說胖子人不好，而是應了那句俗話，「一白遮百醜，一胖毀所有。」無論你五官怎麼標緻，只要一胖，馬上主角變身路人甲。英俊、瀟灑、優雅、性感……這些迷人的詞也漸行漸遠了，剩下的只有踏實、穩重一類的形容詞。這是你想要的嗎？

當然，有時候不是人主觀不在意自己身材了，哪個男人不想要六塊腹肌？哪個女人不知道凹凸有致的身材最迷人？可有時候，主觀上的想法很難轉換成客觀上的行動。

城市的小白領，大多大學畢業後直接一屁股坐進辦公室，一日三餐是這樣的：早餐一套煎餅果子，中餐是濃油重鹽的便當；晚上加班到挺晚，下了班要麼和三五好友胡吃海喝一頓，要麼寂寞深夜，來一頓宵夜填補一天茫然的空虛感。年輕的時候靠著高效的新陳代謝，或許這麼幹沒啥問題，但是歲數一大，再加上長期沒有運動，贅肉一下就堆積在肚子上了。

過了二十歲，
要有瘦
一輩子的
本事

胖的直接缺點太多了，上樓呼哧帶喘，搬點東西三步一歇，公司規劃旅遊，爬山下海都拖後腿，慢慢地在同事和主管心目中，你一點威嚴也沒有、一點上升空間都沒有了。

胖了，體型不美觀、不好找對象；胖了，逛商場一圈，發現根本買不到合適的衣服；胖了，出去聚餐，上來好吃的沒人會勸你嘗一嘗，因為大家潛意識裡認為你太能吃了，但是清剩菜剩飯卻總會第一個想到你。胖了，天冷了連關心你加衣服的人都沒有，誰叫你抗凍呢？雖然你可能是個很怕冷的人，但是大家都形成慣性思維了，胖一點的人，冬天穿 T 恤也行。

*　　*　　*

上面的話大多數人看完也就是一笑，覺得有點不靠譜。但是下面要說的，絕對是良心之語。

我有個學醫的朋友，女生，把手術臺上的親身經歷講給我聽，聽了之後很震撼。絕對不是身體一肥胖容易得高血壓、高血脂、心臟病什麼的，那一點都不直觀。她直接告訴我一個非常直觀的例子：同樣一個手術，瘦子一刀下去就見到器官，切口一公分，手術完事縫合後，傷口很快就癒合了。胖子呢？

一刀下去全是脂肪。

　　她給胖子做完幾次手術，就再也吃不下烤肥牛、五花肉什麼的了。所以胖了不僅僅是不美觀，也會對自己的健康直接造成無法挽回的傷害。這絕對不是聳人聽聞，當然，我說的這個絕對只是冰山一角，其他的例子，相信每個人身邊都有。

　　胖了自然要減肥、要鍛鍊。但我接觸過很多大腹便便的人，無論是男人還是女人，都非常喜歡給自己不佳的身材找藉口，「我天天上班太忙，下了班還得回家做飯吃飯，收拾完上床都十點多了，哪有時間鍛鍊啊？」

　　不是我說風涼話，只要思想不滑坡，方法總比困難多。其實只要你客觀地仔細想想，你做六十個伏地挺身，分三組，一組二十個，全做完五分鐘都用不上，每天五分鐘抽不出來嗎？你繞著社區跑三公里，只需要三十分鐘，每週三個三十分鐘也抽不出來？每天早上煮個雞蛋、來杯牛奶很困難嗎？夜裡少吃點火鍋、炭烤串燒，少喝點啤酒，很難嗎？恐怕難的不是自己太忙，而是不良的生活習慣和自己不堅定的決心。

　　看娛樂節目明星八卦咧著嘴哈哈笑有時間；許多男人坐在電腦前面打遊戲，一玩好幾個小時，許多女人就為了占幾毛錢的便宜，一個淘寶頁面能盯一天，

過了二十歲，
要有瘦
一輩子的
本事

這也有時間。這些時間你算過嗎？每天要消耗多久？但是一提到運動，馬上就像霜打的茄子——蔫了。

什麼心理學、行為學的大道理就不講了，千言萬語說多了都沒用，終歸就是一個字可以概括——懶。

＊　　＊　　＊

我三十多歲了，體重一直保持在六十五公斤左右，身材不敢說多好，但至少大問題沒有。

去青海湖環行，海拔三千多公尺，四百公里，三天騎完，比許多小我十歲的小年輕人強。就是因為我常年堅持鍛鍊，我絕對不是那種迷戀健身房的達人，沒有十分完整的計畫。跑步也玩，騎行也參與，爬山是經常的事，原則就是不讓自己身體長時間閒下來，當然也絕對不胡吃亂喝，也算是堅持鍛鍊的一種，因為堅持鍛鍊，對自己方方面面都很有幫助。一年到頭沒有頭疼感冒，偶爾做點重體力勞動也沒問題。

當然鍛鍊除了能給你一個強健的體魄外，更重要的是能直接給你帶來上進心。

村上春樹在一次訪談中說過，「今天不想跑，所以才去跑，這才是長距離跑者的思維方式。」鍛鍊也是一樣，因為今天不想鍛鍊，所以才去鍛鍊。當你在跑步機上完成一次五公里跑或是一次啞鈴的突破，雖然會很疲憊，但是你會發現，甩開了那個躺在床上吃著薯片玩遊戲的懶散的你。

你身體裡是一個說到做到、言而有信的你。當你每完成一個給自己設下的目標時，自信心就會增強一點，完成的愈多就愈自信。當你把這種能力轉換成一種習慣時，那麼你就會成為一個有執行力、有毅力、有自信的人。

網路上有個很紅的段子：大家一定要小心那些有六塊腹肌的男人和永遠保持好身材的女人，這些人擁有你所想不到的決心和意志力。想一想大冬天裡，他們能「唰」的一下從床上爬起來，到外面跑上幾圈。多可怕，他們什麼事都幹得出來。這個絕對不是笑話，但凡有一副好身材的人，活得都不會太差。

長相是父母給的，身高基本定型，先天的一些東西我們也許沒辦法改變了，但是身材絕對是自我可控的。試問，一個連體重都控制不了的人，又怎能控制好自己的人生？

我不願成為人魚的泡沫

　　白桃跟我說她要減肥的時候，我正看著電視，把薯片一片接著一片塞到自己的嘴裡，說了一聲「哦」。接著把薯片遞給她，問：「要吃嗎？」

　　她一臉戒備地看著我，「不吃，我要減肥。」

　　我把薯片收回來，「這話我聽的次數和你肚子上的脂肪細胞一樣多了吧。」

　　「我這次是認真的。」

　　「你哪次不是認真的啊。堅持過三天嗎？又不捨得運動，又放不下吃，都胖了這麼多年了，現在想起來減肥了，我現在還想回去重新投個胎呢。」

　　「正是因為胖了這麼多年了，所以不想一輩子就這麼胖下去。」

　　她說完這句就進了自己的房間，關上了房門。

　　白桃是我好朋友兼室友。她從來沒瘦過。

　　我小學的時候認識她，她就已經是個胖子。她粗胳膊短腿，紮著兩個小辮子，臉上的肉把五官都擠得快沒了，體育課別的小女生跳繩的時候一點一點，輕盈極了，而白桃一蹦一落，臉上的肉就跟著一顫一顫，看得人膽戰心驚的。

　　初中的時候，她就挺高了。她坐在最後一排，原因是無論她坐前面哪一排，都有同學舉手說：「老師，白桃擋到我看黑板了。」她只能坐最後一排。教室不夠大，最後一排和牆壁之間的空間對我們來說足夠了，對白桃來說，卻

格外狹小，她只能坐得端端正正，努力收著腹部才能保證桌子不擠到前面的同學。

上了高中，白桃的噸位就更嚇人了。有不少人嘲笑她，也有很多人拿她開玩笑。但是她總是笑嘻嘻地遮掩過去，絲毫不記仇，只是在夏天的時候，一臉羨慕地盯著班上女生的短裙。她是不能穿短裙的，她的肉太多了，必須要裹起來。這話是她自己說的。

白桃一直都是一個異性絕緣體。她幾乎沒有異性朋友。當然了，她同性朋友也不多。我之所以能和她成為朋友，最主要的原因是我們從小學就住在同一個大院裡。

就這麼一個白桃，這個笑嘻嘻面對大家嘲笑的白桃，這個永遠說著第二天就減肥、但是照常跟我一起吃果醬和巧克力的白桃，這個已經被大家當成了「胖子」代名詞的白桃，居然真的開始減肥了。

*　　*　　*

白桃不再跟我一起吃巧克力了。

我早上起床的時候，她已經收拾完準備出門晨跑了。晚上回家的時候，也

過了二十歲，
要有瘦
一輩子的
本事

不見她胖胖的身影在沙發上隨著笑聲一顫一顫。洗澡的時候忘了拿浴巾，喊一聲「白桃」，屋子裡空空蕩蕩的沒有人應，打了兩次電話，沒有人接。我吹完頭髮，站在窗前，突然想起，每次我和朋友或者男朋友出去約會的時候，白桃就是這麼一個人待著的。

　　白桃就這麼一天一天地跑著，但她依然沒瘦。冬天的時候，她指揮著運貨工人，搬回來一臺跑步機。

　　我問：「白桃你幹麼買這個回來？」

　　她搖搖頭不說話。

　　過了一會，送貨工人走了，她拿毛巾擦拭著那臺新的跑步機，說：「昨天我去跑步的時候，有個女的對她朋友說，看她，像不像一坨移動的豬肉。」

　　我沒說話。

　　她說：「我知道我就是。」

　　白桃開始在那臺跑步機上沒日沒夜地跑。

　　早上我還沒醒，就聽到跑步機上的聲音。

　　晚上我睡覺的時候，那個聲音也還在耳邊。

　　她辭退了鐘點工阿姨，所有的家務活都自己來，擦完地板擦桌子，擦完桌

子刷馬桶，再用手洗一整桶衣服。一刻都停不下來。

　　她話變得很少，每天拖著累癱的身子回她的房間睡，彷彿看不見我，整個屋子裡最受關注的地方，變成了放體重計的那個角落。

　　就連我們以前一週一次的去外面吃大餐活動，也跟隨她的減肥計畫一起取消了。

　　後來，她又盯上了針灸減肥。

　　她拿回來一堆各式各樣的資料和傳單，放在桌子上，一家一家比較研究。結果去的那家店醫生醫術並不好，她扎完針灸回來就完全吃不下飯，整夜整夜睡不著覺。

　　最後沒瘦下來，反而頂著兩個巨大的黑眼圈。

　　針灸減肥失敗以後，她開始吃減肥藥。

　　十分鐘跑一次廁所，天天拉肚子，臉色蒼白毫無生氣。最後在一個夜晚，她暈倒在客廳，我打電話叫了救護車送她去醫院。

　　醫生說，是由於減肥藥引起的併發代謝性酸中毒。

　　她打著點滴，蓋著被子，躺著，臉上的肉看起來都快溢出來了，再加上氣色不好，就像一個滑稽的蠟像。

　　我坐在病床旁邊，玩著手機，從她醒就一直不說話。

過了二十歲，
要有瘦
一輩子的
本事

「對不起，讓你這麼晚送我來醫院。」

我瞟了她一眼，依舊不說話。

「可能是天氣冷了，比較容易感冒。」她用手抓了抓被單。

我盯著她。

「你也注意身體，別感冒了。」

我把手機往外套裡一放，語氣嚴厲，「白桃你裝什麼裝啊！什麼感冒啊，要不是我起來喝水，你死在客廳都說不定，減肥我不反對，要命不要命啊你。」

「反正以這副樣子活著也很沒意思啊。」

「你腦子進水了吧你。因為胖就得去死啊？你都胖了這麼多年了，現在想到減肥了。你減肥可以，你吃那麼多減肥藥還運動到脫水，你是沒上過學，還是沒常識啊？減肥藥減的是水分，過度運動消耗的是葡萄糖，跟脂肪沒關係，你上次搞一齣針灸，這回減肥藥，你要折騰到什麼時候啊？」

她低著頭，「我不想像這樣過一輩子。」

「你真想減肥？」

「嗯，想。」

「好好養病，出院我幫你。」

「真的嗎？」

「真的。」我點頭，「免得你真把命玩沒了。我先去躺一下了，明早還上班呢。」

＊　　＊　　＊

白桃出院以後，我給她制訂了一份減肥計畫。

找了我做健身教練的朋友，列了一份食譜和詳細的運動計畫。早餐補充鈣和營養，一個荷包蛋和一份全麥麵包。中午纖維食品，雞胸肉加葡萄柚。晚上水煮菜，不放油，再加燕麥汁。這樣既能不挨餓，又能保證營養，同時卡路里也不高。

游泳，打網球，瑜伽，慢跑。有空的時候我也陪著白桃一起運動。我們一週一次的聚餐變成了健美操，一週一次的電影時間變成了瑜伽課。

她不夠靈活再加上贅肉多，很多我能做到的瑜伽動作她做不到，於是我們倆就對著鏡子咯咯地笑了起來。

白桃瘦了。我是在半年以後的某一個午後突然發現的。那天我們出門準備

過了二十歲，
要有瘦
一輩子的
本事

去游泳。

我說：「白桃你這衣服買大了吧？」

她說：「我在淘寶上買的。跟我以前尺寸一樣的啊。」

我仔細端詳了一下，「嗯，那你瘦了好多。」

她瞪大眼睛：「真的嗎？」

我認真地點點頭。

也許是每天生活在一起，一點一滴的變化是感覺不出來的。

但是現在認認真真看，發現白桃瘦了好多。白桃減肥成功是最近的事了。她從一個八十公斤的大胖子，成了一個五十公斤的瘦子。

我一天天看著白桃變化，記錄著她的體重數字。她的臉整整小了一半。我才知道，原來五官沒有被擠壓的白桃長這樣。眉清目秀，五官端正。她的肚皮上留下了一層鬆垮垮的皮。問了醫生，說很多減肥成功的都會存在這個問題，可以手術。

＊　　＊　　＊

做完手術以後，白桃和我去買新的比基尼。她以前沒有比基尼，只有泳衣，

都是顏色灰暗、樣式老土、以不顯胖為目的的那種泳衣，雖然效果不明顯。這一次我們買的是色彩鮮豔、樣式美麗的。她一件一件看，翻完整個貨架，開心得像個小孩子。

白桃說：「同事們都說我像變了一個人。最近跟我一起去吃飯的同事也多了，男同事對我的態度也好了。」

「這些男人，就知道看臉。」我戳著冰沙，憤憤地說道。

「你知道我為什麼下決心要減肥嗎？」

「你以前不也說過很多回嗎，不過就是這次堅持下來了嘛。」

「嗯。我以前老是說要減肥，但是都堅持不了太久，是因為我習慣了。我習慣了一個這麼胖的我，我習慣了被大家嘲笑，我習慣了被排擠，我習慣了想要的東西連看一眼都覺得是罪過。高中的時候我喜歡那個男生，被他知道了之後，這件事直到現在的同學聚會，都是個笑柄，所以我從來不去同學聚會。本來也是，我那麼胖，去的話，太格格不入了。」

「幹麼把胖子說得一點生存權利都沒有。」

「不是沒有，是少太多。我做了企劃，花了十多天，沒日沒夜地做出來的企劃，公司一致通過了，去跟客戶提案的卻不是我，因為我長得不好看，會給客戶留下不好的印象。我只能在淘寶上買衣服，去店裡買，沒有我的尺寸，

過了二十歲，
要有瘦
一輩子的
本事

就算有，當我穿著這件衣服的時候，我都覺得我對不起這件衣服。女同事走路太快，和我撞在一起，咖啡灑了一身，所有人都說：『白桃你怎麼那麼不小心，那麼大噸位，走路不知道看著點啊。』只有一個人，只有一個人站出來說：『我明明看見是她走路太快撞上了白桃啊，白桃又沒錯。』」

「誰？」

「一個男人。」白桃挑了挑眉。

「哎喲，我們這小白桃，是動了凡心呀。」

「我都二十五歲了，一次戀愛都沒談過。從小到大，喜歡你的男生送你回家，我走在旁邊話都說不上一句。後來有人送你花，有人送你巧克力，有人送你戒指，有人在你半夜說餓的時候買一碗宵夜送上來。上次你男朋友過來接你，我看見他手機桌布是你的照片。我也好羨慕啊。我也好想收到禮物、好想得到擁抱、好想像你一樣談戀愛啊。但是我是個胖子的話，就不行。」

「所以是為了男人減肥咯？」

「最開始是的。但是到後來慢慢覺得，也不是。我很想知道做為一個瘦子，生活的世界是什麼樣；我很想知道，做為一個瘦子，人生會不會美好一些。我知道人生在世，有些人註定是要成為人魚的泡沫，但我不想那個人是我。」

「那瘦子的世界怎麼樣？」

「太美好了。」白桃說道，說完笑了一下。

她穿著背心壓著腿，做著跑步前的伸展，細胳膊細腿，像極了一個少女。

人生在世，有些人註定成為人魚的泡沫。

但那個人不會是你。

那些不動聲色就搞定一切的人到底有多酷

我們身邊，總會有這樣一種人，舉止平和，波瀾不驚，喜怒不形於色，人群之中很難捕捉到他們的存在，但就在我們慢慢淡忘這個「不起眼」的朋友時，他卻在某個時間、某個場合，被某些人談論起來。談論的焦點不是他的微小存在感，而是他不動聲色地搞定了看上去不可能完成的任務，讓我們或驚喜、或震撼。

這種人太酷了！

在這個鼓勵天性解放、個性張揚的時代，每個人都想擁有自己的舞臺，每個人都想成為焦點，萬人矚目的感覺何其之爽！但愈是著急放飛自我，就愈容易迷失自我。我們總是喜歡張開雙臂，告訴所有人，我的夢想有多炫，世界有多酷，但絕大多數時候，我們也僅僅停留在說說而已。

於是，一次次呼喊著「我要跑步減肥變美，我要通過資格考試，我要找到好的工作」，卻一次次被自己勾畫的夢想所嘲笑。最後，說說而已的夢想也就不了了之。

其實，當我們張牙舞爪地告訴全世界，我要實現我的夢想時，早已經有人在不動聲色地默默開始行動了。我們喜歡在起點給自己不停地打氣，他們卻早已經背著行囊開始遠行。

結果，最開始全世界都聽到了你的夢想，但到最後，全世界只看到了那個

不聲不響卻實現了夢想的人。

＊　　＊　　＊

　　我那會跑步減肥的時候，加過一個微信群組，群組的名字很有意思，「死胖子跑步減肥互助團」，是一群希望透過跑步實現減肥目標的自嘲青年。微信群組規定，三個月後，匯總群組成員的減肥成果，一旦未完成目標，將扣除之前提交的保證金。

　　都說「有錢能使鬼推磨」，這群奉行的是「有錢能讓死胖子跑」。

　　好歹也是幾百塊人民幣呢，裝也得裝出個樣子來！群組裡氛圍極好，有的上傳自己的跑步紀錄，有的晒一下自己新買的跑鞋，大家躍躍欲試、摩拳擦掌，好像完成減肥的目標指日可待。這番熱鬧大概持續了一個月，除了群主偶爾提醒大家注意減肥進度之外，話語寥寥。

　　到第三個月的時候，群主公布了最終結果。拿到名單的時候，我們驚訝地發現，三十人的群組，自動退出的就有六個，剩下的二十幾個人，完成目標的只有三個，而且是三個從來都沒在群組裡說過話的人。

　　當我們還在糾結是早上跑步還是晚上跑步時，他們已經穿上跑鞋下樓了；

過了二十歲，
要有瘦
一輩子的
本事

當我們抱著電腦對著一堆跑鞋挑來挑去的時候，他們前一天下單的鞋子已經到位了；當我們在健身房裡拍了一堆照片，告訴朋友我來過的時候，他們已經跑完了三公里。

那些不動聲色的人，總是先人一步，不糾結，不焦慮。他們的世界裡，沒有做或不做，而是訂下目標就先做了再說。

*　　*　　*

元宵節的時候，參加了一個生日趴，壽星是我從小的玩伴，從小學、初中，一路到北京，十幾年了，我們幾個依然不定期地吃飯喝酒聊天。

生日趴的另一個主題是，他在北京買房子了！再一次把我們震驚了！說實話，他家裡條件一般，當年學校成績也只能算中等，在天津一所非「211」、「985」（註：中國為建設世界頂尖大學所實施的教育計畫，「211工程」共有一百所大學，「985工程」有三十九所。）院校讀完本科之後，就一個人跑到北京租個小臥室，硬是每天跑大半個北京城求職遞簡歷，最後找了一家醫療軟體公司做碼農。

當年公司人很少，髒活累活全交給他這個新人來做。說起專業技術，或許他不是最好的，但是他是最努力、最踏實的那一個。

記得那時吃飯聊天，他自嘲是名副其實的北漂，沒房、沒車、沒戶口、沒存款，最大的夢想就是能在北京有一個家。我們那時還在讀碩士，沒有生活的壓力，也不去想所謂的夢想，甚至覺得他的夢想不可能實現。

幾年過去，他突然給我們打了一圈電話，讓我們跑到燕郊去聚餐，因為他在燕郊買了房子！

人民幣七千多元一平方米，他買了個二手的小兩居（註：屋內有兩房的小坪數空間。）。我們坐著長途公車，顛簸了兩個多小時，來了次跨省旅遊。房子不大，裝修也是當時屋主留下的，但看得出，他對於自己小屋的愛，各種植栽、書畫，全是自己跑到二手市場或者淘寶淘來的。

我們祝賀他不聲不響地就把夢想實現了，他笑著說：「還早呢，買不起北京的房子，先買個河北的再說。」

又是幾年過去了，這幾年，他每天早起坐公車，晃晃悠悠兩個小時才能到公司，他說，他不光睡在燕郊，也睡在燕郊到北京的路上。公司這幾年逐步壯大，他也從一個打雜的成長為部門經理。

有時候，我們幾個坐在一起瞎聊，說什麼時候才能有一個北京的家。他總是樂呵呵地說，別著急，不行就先和我做鄰居，咱們曲線救國唄。

過了二十歲，
要有瘦
一輩子的
本事

這下，他目標達成了，在亦莊買了一套小三居，雖說還是郊區，卻不再需要每天顛簸著跨省上班了。更重要的是，他趕在二〇一六年房價上漲之前搞定了自己的家，而且是低買高賣，先訂了房子，再賣燕郊的房子。燕郊房價已經從當年的七千多元漲到了那時的兩萬多元，小賺了人民幣兩百萬元的差價。

那些不動聲色的人，往往在我們喊著不可能的時候，就在默默積累著，尋找著人生的各種可能性。

*　　*　　*

經常會有一些朋友在公眾號裡提問：你是如何能夠在這麼短時間裡做這麼多事情的？

就像我標籤裡寫的，「半年十個 offer，三個月考上博士，一個月瘦了十公斤」。其實這些聽上去不可思議的成績，主要都是因為，我比你老。

沒錯，看看這些提問的朋友資料，通常都是年紀輕輕的「小朋友」，他們求知欲旺盛、上進心爆發，但或多或少都有一些迷茫，有時候也會有一些懈怠。但對比一下，那時的我遠遠不如你們這般積極努力。

　　你們看到我一個月瘦了十公斤，但我也曾經每年三月訂減肥計畫，然後持續一年徒傷悲；你們看到我三個月考上博士，但我考博士的想法可是整整拖延了三年多才下定決心執行；你們看到我半年拿到十個 offer，但求職初期那段時間的困惑、迷茫，甚至自暴自棄，你們又怎能看見。

　　那些不動聲色的人，往往看起來雲淡風輕，背後卻暗潮洶湧。他們不是不曾失敗，而是失敗了更多的次數，獲得了更多的體驗，才擁有了可以成功的經驗和積累。

　　那些不動聲色的人，在面對壓力和挫折時，往往以一種向上的姿態來應對。想想被千人指、萬人罵的情景，絕對稱得上心大。他們的心足夠大，堅持的意願也足夠強，更重要的是，他們始終相信：與其急著用語言反駁，不如用行動和結果讓所有人信服。

　　最後，送大家一句話：不動聲色地承擔、堅持、付出、前行。總會有一天，讓所有人看見。

最大的問題不是你有多胖，
而是你願不願意面對自己真實的人生

先說一個小豐的故事。

小豐是一個純真的女孩，她也不得不純真。因為從她出生起，就沒有碰到太多複雜的事。父母雖然經常吵架，小家庭倒也安穩，母親雖然強勢，但對她也關心備至。她還有一個弟弟，弟弟多病，媽媽的注意力就大致落在弟弟那裡。小豐樂得如此，因為這樣，她就可以自由地生長。

小豐喜歡看書、喜歡做手工、喜歡畫畫、喜歡聽音樂。雖然這些愛好因為家境平常而無法盡情地施展，但似乎也沒耽誤，反倒因為錢的阻隔，她對這些東西盲目的愛達到了比較高的峰值，反而獲得了更多的樂趣。

喜靜不喜動對於女孩子是一件好事，但偏偏跟「胖」聯繫在了一起。

小豐遇上胖這個難題比較早，她生下來就是個巨嬰，一、兩歲時的外號是精粉饅頭。那是一隻受寵的精粉饅頭，總是被人爭著抱來抱去，到了小學時天天有人讚讚她可愛，耳朵都聽出繭來。她聽過的最不濟的表揚是「哎喲！這女孩怎麼這麼壯實」。壯實的小豐飛跑而過時，聽了一耳朵這樣的評語，對對方飛了一個白眼，不高興了好幾天。

小豐是沒有美醜這個概念的，直到有一天，媽媽非常語重心長地告訴她：「你呢，是丑時生的，所以長得比較醜。」這一句話深深地烙在小豐的腦子裡。

很多年以後，小豐和媽媽說起這段回憶，媽媽說我沒說過呀，我怎麼可能

說過。但小豐想，您一定說過，我還記得您說的時候我正在洗臉。

是啊，那天臉盆裡的水蕩呀蕩，像小豐被打碎了的心。

當然，事實也印證了媽媽這一說法。

和鄰居的小妹妹一塊出去玩，碰到一對叔叔阿姨，人家只誇小妹妹是個小美女，就是不誇她。她心裡很急，一個勁地往叔叔阿姨面前蹭，心想，哎，沒看見我嗎？可是就算她在他們面前晃了一下午，他們也沒有開口誇過她一句。

那一年初中，和鄰居兼閨密們去廠裡玩，廠裡有體重計，大家嘻嘻哈哈地秤體重，那麼多女孩都是在四十上下跳動，但小豐一踏上去，指針直奔六十，這是第一次，胖以那麼直觀的數字打擊到她。

小豐當即羞愧得無地自容，還沒等指針停下來，就趕緊蹦了下來。可是小女孩的眼多尖呀，也不說話，相互對視了一眼，小豐的心在那一刻就摔在了地下。

有時，小豐看看鏡子裡的自己，也會覺得嫌惡、覺得不好看，但不好看那就不看唄，家裡的鏡子形同虛設，小豐是從來不肯照鏡子的女人。好在生活還有許多部分，可以看書，可以做貼畫，可以翻《紅樓夢》，可以寫日記，可以不提胖這件事。胖是小豐心裡的一頭大象，雖然沉甸甸的，卻可以關著

過了二十歲，
要有瘦
一輩子的
本事

當它不存在。一路穿肥大的運動裝，著跑鞋，剪短頭髮，大聲笑，闊步跑，胖因此顯得不是那麼顯眼。

　　高中時小豐是一個憂鬱的假小子，她就是你在任何一個中國家庭裡都可以見到的那種怪裡怪氣、不理人的小女生。家裡來了客人，她總是臭著臉、面無表情地走過去。

　　她唯一的希望就是考上大學離開家。

＊　　＊　　＊

　　她怪裡怪氣地拚命讀書，但就算拚了性命，也唯讀上了一所三流大學。小豐記得她媽帶她去做衣服，媽媽頭一次讓小豐自己選布料，沒想到假小子小豐選的都是白色。純白色的半透明輕飄布料要做一條長長的雙層白裙，白色上面起花的料子是想做一件肩上有花的白襯衫，這是小豐夢想中的自己，雪白的一身，肩上一溜細花。量腰圍的時候，她吸緊了氣，以致裁縫說，不要吸氣，要不然你穿的時候就難受了。可那有什麼，穿的時候難受算什麼？小豐想，上了大學她就要戀愛，她就要當仙女了，光明就在前面，新生活開始了。

但大學的新生活好似並沒有開始，除了沒有人管，大學顯得如此疲憊不堪。小豐穿上了白裙子準備去戀愛，可是她不知道戀愛怎麼談。她暗中打量過一個又一個男孩子，卻從來沒有主動和他們說過話，她的感情是黑暗房間裡種下的花，還沒有見過陽光就已經悄悄枯萎了。

後來，她喜歡上了坐隔壁的男孩，可是還沒有等她打開門，就發現人家追的是一個叫「公主」的女孩。那女孩也穿白裙子，但人家那腰，細得盈盈一握。小豐自卑極了，是呀，人家那麼美，自己那麼醜。可是怎麼辦？小豐還是愛和他聊天、愛他說話的聲音、愛他抽菸的樣子，發現他和她太多共同的愛好，小豐想：是不是上帝造人時把同一塊陶土捏成了兩個人，而其中的一個陶人變了心……可小豐也沒痛苦多久，男孩開始痛苦了，因為「公主」有了別的男朋友，男孩很痛苦。一天深夜，小豐聽見他在女生宿舍後面唱Beyond的歌，歌很好聽，小豐認真聽了半夜，眼淚浸濕了半個枕頭，雖然她知道那不是唱給她聽的，「公主」就睡在她的隔壁。

不就是沒有「公主」那麼瘦嗎？小豐想。

暑假的時候，她開始不吃飯，她開始用很緊的腰帶束住自己，她開始每天睡覺之前做一百個深蹲，她悄悄地待在黑暗裡聽自己氣喘吁吁，她要變瘦她

193

過了二十歲，
要有瘦
一輩子的
本事

要變美。

　　果然開學的時候，她瘦了五公斤，她用最多的錢買衣服，可是任憑她怎麼變，男孩連看都不看她。畢業舞會時，七、八個男生逼著他邀她跳舞，最後他倒是跳了，但是挑了一首曲子，居然是〈謝謝你的愛〉。

　　小豐愈跳愈覺得委屈，沒有跳完這支舞就走了。

　　小豐工作，變成了一個公司的白領。小豐偶爾也談戀愛，可是每一次相親對小豐來說都是打擊，只要她一出現，那些男人的眼光一看過來，小豐就知道他們一定會投來鄙視的目光，他們一定是覺得自己太胖！不美！這種感覺讓她難受極了。

　　男人總是愛美女，戀愛總是談不長，每結束一段感情，小豐就開始暴吃，胖回去。然後再減肥，重新開始。再相親，又分手，又暴食。生活好像就在這樣的小圈子裡轉來轉去，再也走不出去了，小豐似乎永遠都快樂不起來，每一個男人走的時候，她都會再一次確定一個事實：是的，她太胖了，誰想跟太胖的女人談戀愛呢？

＊　　＊　　＊

有一天，我偶然放了一張二十歲時的照片到朋友圈，得到了一百五十個讚讚，突然想起一個問題，那就是在我最年輕、最漂亮的年月裡，沒有一天覺得自己是漂亮的。我一直在嫌惡自己，這真是畢生最遺憾的事。

我一直到三十五歲以後才學會接受自己，真虧呀，可是比我更虧的是那些一輩子都沒有接受自己的人。比如小豐，他們的共同特點是永遠都不滿意自己現在的樣子，做為一名曾經的胖子，當然現在也不瘦的人，我很想問那些在世界面前瑟瑟發抖的小豐們一個最簡單的問題，其實你究竟有多胖（矮、小、醜……以下類推）？胖到令你如此萬念俱灰、尋死覓活，胖到你把目前所有的一切不幸都歸結於你的胖——因為胖，你找不到好的工作，找不到好的男人，找不到好的待遇，找不到好的運氣。

有沒有想過，其實一切不幸不是因為你胖，是因為你認為自己胖而造就的那個真的很挫很喪的自己。那樣喪頭喪腦的人有誰會喜歡呢？有誰會願意跟你交朋友呢？

過了二十歲，
當百瘦
一輩子的
本事

*　　*　　*

　　小豐最愛說的話，是每次出門都會看到別人鄙視的眼神。其實我很想問她，你哪隻眼睛看到了鄙視？那鄙視是你自己的鄙視吧！這種鄙視上升到極致，就成為一種心理疾病。

　　所謂「身體臆形症」，就是無限放大自己的生理小缺陷，並上升為對自己生活的全盤否定。其中最深層的心理原因，也許是藉著這個理由，你就可以迴避人生其他的問題吧。比如你願不願直面人生，比如你敢不敢讓自己成為一個自信的人。

　　「這世上確實沒有減不下來的肥，只有不願意改變的人生。如果你真的認為你太胖，為什麼你不認真減肥呢？」這是很多有強大人格的人的問話方式，我不敢這麼問，因為做為一個長年奮鬥在減肥第一線的人，我知道真正的減肥有多難。

　　可是如果減肥可以讓你看起來年輕十歲，如果減肥可以讓你活動時輕盈如風，如果減肥可以讓你更加自信，那為什麼不呢？如果我們有缺點，那就只有按這種方式生活，即讓缺點不那麼像缺點，讓優點更像優點。除非你不幸有家庭遺傳或者藥物肥胖這種無法更改的事情，否則，為了讓缺點不那麼像

缺點，開始減肥吧。

真的，它是通向自信的一條最短、最直接也最簡單的路徑。

我的朋友小菲，原來是個看上去有點敦實的大嫂，後來她每天堅持跑十公里，她把自己跑成了一個比原來小一號的美女，而且她還變得更快樂更開心。這是我親眼看到的現實，基本上就是這樣吧。

如果你開始控制你的體重，也就意謂著，你可以開始控制你的人生。做為一個健康的人類，有什麼比把自己的命運握在手中的感覺更讓人自信的呢？

*　　　*　　　*

對自己的肉體保持強大意志力，是一件很厲害的事情，說明你的意志凌駕於肉體之上，而不是肉體凌駕於意志之上，這是你身為高等動物最高等的地方。陳丹青老師告訴我們，在最高意義上，一個人的相貌，便是他的人。

我的理解是，這相貌不但包括了臉，也包括了身材。臉我們無法自主，人過了四十歲以後，一個美人的臉和一個醜人的臉能有什麼質的區別呢？但一具肥胖臃腫的身體和一具健康苗條的身體，那是絕對有量級的區別。毫不客

過了二十歲，
要有瘦
一輩子的
本事

氣地說，那幾乎就是十歲的差別。

四十歲以後，我們不但要為自己的樣子負責，也要為自己的身材負責，因為人和人的差異首先就呈現在身體上。身體反映了你的生活品質、你的理念和你的價值觀，你的身體永遠先於內在與教養到達別人的面前。

如果你要了解一個人，你只需看看她的身材，看看她的面容，看看她的眼神，看看她的胳膊，看看她的手指。恕我直言，很多很年輕就號稱減不下來的年輕人（排除疾病因素），大部分都有難以介懷的心理陰影。有一種說法是，肥肉是你不願意面對的自我，肥肉愈多，說明你不願意面對的自我愈多，這真令人傷感。

我活了四十年，也和肥胖面對了四十年，一直到最近幾年，我才找到和它相處甚歡，但又決意兩別的辦法。

*　　*　　*

首先，我接受自己是個胖人，我接受自己的易胖體質，就像我接受自己不美，接受自己可能並能擁有完美人生這個事實一樣。是的，我接受，這沒什麼。不完美是正常的，誰是完美的呢？

　　奇怪的是，當你真正接受了自己，你會變得更有力量。這個時候，你再試著去找一條適合你的路，或許你愛快走，或許你愛有氧健身操，或者你愛健身器械，或者你覺得節食更有用，又或者你更愛村上春樹式的長跑。你去做，去做一切能保持你身心平衡、讓你更快樂的事情，這其中，就包括減肥。

　　嗯，女孩們，真心說一句：接受自己的感覺很好，但有能力改善自己，會讓你感覺更好。

　　加油！

「你不就是長得好看嗎？」
「呵呵。」

　　和讀者們閒聊。一個女生說，她剛結束一場大型國營企業的面試，對手都是「985」、「211」名校的碩士，她一個普通大學畢業的小人物，瞬間被秒殺。

　　另一個女生淡定地講，她大學畢業也去面試國營企業一個工程師的職位。同樣面臨名校高學歷競爭者，面試官問她有什麼優勢，她說：「我長得好看。」其實當時沒抱什麼希望，沒想到竟然 PK 掉很多研究生學歷和有工作經驗的人，被錄用了。

　　想起電影《女人不壞》裡的經典橋段，女主角問老闆，「你到底看中我的能力，還是美貌？」老闆悠悠地回答她：「你的美貌就是你的能力。」

　　我不禁思索，為什麼連不需要拋頭露面的工作，好看的人都會有更好的運氣？

　　美貌本身只負責賞心悅目。一個人的美貌背後折射的，是她對人生的熱愛，是嚴苛的自律，是不放低標準，不將就、不湊合的態度。

　　因為只有熱愛生活的人，才會熱愛工作；只有對自己外貌有高要求的人，才會對其他事情有著高標準的嚴格要求。

　　勤奮和自律，更是職場上不可或缺的競爭力。

　　就像美國的一個導遊說過，其實從一個人的身材和容貌就可以區分窮人和

富人。富人一般都很瘦，因為他們更勤奮，他們的工作時間更長；他們更自律，吃低熱量的健康食物，堅持健身和運動。

＊　　　＊　　　＊

我的一位忘年之交老姐姐，沒有讀過大學，二十多歲才從農村來到城市。租住在陰暗潮濕的筒子樓，和人共用廚房廁所。

可是，就在那樣的環境裡，她依然愛美、愛生活，像一棵妖嬈的植物，從泥濘裡開出花來。

她每天清晨把熱水燒開了放涼再洗臉，能力範圍內買最好的保養品，夏天出門一定要打遮陽傘，自己設計衣服的款式，買布料到裁縫店做衣服。

筒子樓裡沒什麼祕密。大家都在排隊用廚房、排隊打水，習慣了衣著邋遢、愁眉苦臉。他們說起她，用的綽號是，「穿成那樣的女人」。

「穿成那樣的女人」不久就離開了筒子樓，因為她拚命工作，賺的薪水愈來愈多。她租了更好的社區公寓，後來買了房子，一路像開了外掛一樣，做到某個集團的銷售總監，三十多歲的時候拿著百萬年薪，滿世界飛。

如今她四十多歲，依然愛美，品味一流。

過了二十歲，
要有瘦
一輩子的
本事

木心在〈論美貌〉裡說過：「別的表情等待反應，例如悲哀等待憐憫，威嚴等待懾服，滑稽等待嬉笑。唯美貌無為，無目的，使人沒有特定的反應義務的掛念，就不由自主被吸引，其實就是被感動。」

感動催生希望。所以美是有能量的。它會讓一個人在艱難貧困的人生境遇裡，依然保有樂觀、希望和進取心。

*　　　*　　　*

前陣子我被瑣事困擾，常常陷入沮喪和悲觀的情緒。照鏡子，嚇了自己一跳，目光呆滯，黑眼圈愈來愈明顯，皮膚粗糙，下巴冒出了幾顆痘。

我趕緊去美容院求救，連給我做美容的小姐，都小心翼翼地問：「娜姐，你最近是不是太累了。」我的心沉了一下。因為過去她們和我打招呼是這樣的，「娜姐你穿這件風衣真好看」、「娜姐你看起來像『九五後』」。

做完臉，捧著一杯洛神花茶跟其他顧客閒聊，聽著她們講平時怎麼護膚、怎麼搭配衣服，房間裡仙樂飄飄、花香繚繞，我的心情居然莫名好起來。

回到家，我翻出很久不用的香水和口紅，鏡子裡的人明亮起來，我也終於打起精神，去處理那些無法迴避的繁雜瑣事。

我寫過很多關於美的故事。

失戀的女孩，跑去健身房揮汗如雨，更加深刻綿長的痛苦，終於擊敗了失去愛人的內心崩塌感。她練出傲人身材和馬甲線，在日復一日的自我較量中，獲得繼續前行的力量。而我自己經歷過被美好的自己拯救，才有了更深的領悟：如果沒有美，生活只會展露出最粗陋不堪的一面，你會掉下去，陷入情緒的深淵，生無可戀。

哭完了，悲傷過了，我們還是要穿上高跟鞋、擦好口紅，美美地去戰鬥啊。

＊　　　＊　　　＊

不知道你有沒有這樣的發現，高中時候那些美女校花，到了三十歲大多成了庸俗婦人。她們在人群裡不再有辨識度、不再閃光。而那些三十歲美得清奇、有味道的女人，通常十歲、二十歲的時候並不是美人，甚至非常普通。

老了就更神奇了。那些慈眉善目、面貌討人喜歡的老太太，大多內心善良、舉止優雅、談吐有趣。而庸俗、粗鄙的老人，常常面目可憎。

三十歲之後，一個人好不好看，基因的力量愈來愈微弱。

禁得起歲月的美，蘊含了一個人的德行、內涵、學識、能力等精神方面的

過了二十歲，
要有瘦
一輩子的
本事

優秀。

　　讀研究所的時候，我和新疆某油田合作一個專案，經常要去現場出差。有次我拿著一堆資料找某個所長簽字。敲開所長的辦公室，我呆了一下，女主管一襲紫色西裝裙，化著精緻的妝，眉眼裡都是笑意，她五十歲了，美得攝人心魄。

　　工作後，見識過很多優秀的女企業家、女主管，都是保持著纖細的身材，舉手投足散發著魅力，自帶閃光燈效果。聽她們談話，更是為其卓越的見識和才華所嘆服。

　　二十歲時長得好看是運氣，三十歲、四十歲、五十歲依然好看，是本事。

　　我很喜歡看美劇。有一個原因是，美劇裡的女人哪怕八十歲了，也會搽口紅，坦然自若地去店裡試高跟鞋，自信地接受讚美。

　　美、自信、新鮮、熱情，這些美好的詞不會因為她們不再年輕，就取消她們擁有的資格。《莊子》裡講，「天地有大美而不言」。美，是這個世界最大的愛和善意。

　　我想一直好看下去。八十歲的時候依然美美地、安靜地寫文章給你們看。

你既胖又懶，是因為沒對自己下狠手

自從我在某期節目裡說，自己花了將近一個半月的時間減肥十公斤之後，我的微信公眾號的後臺就不斷有讀者追問我，到底是怎麼做到的。

我的回答只有兩個字：打擊。

我曾經在一本書上看到過這樣一句話，「看一個人的身材，就大概知道他的修養。」

在擁有好身材的青春年少，我覺得這句話有點誇張，可是一路摸爬滾打長大，才意識到這句話的深意。如果你缺失了這種修養，那你變形的身材和你早衰的顏值，會讓你的心在看臉的殘酷現實中低到塵埃裡。得不到優秀又富含正能量的內在可拚！

我長胖是在大學畢業的一年時間裡，因為平時工作不需要運動，加上一顆純吃貨的心和一張永遠放任自己享受美食的嘴，讓我在短短一年內長胖了十公斤。

長胖其實是無形之中的，那種積累和沉澱會讓你在無知無覺中，自然接受了這個事實。假如說生活不給你來一個迎頭痛擊，你是不會意識到自己長胖的事實的。

過了二十歲，
畬有瘦
一輩子的
本事

*　　*　　*

我的第一個打擊源於同學聚會。

同學聚會是一個讓人又愛又恨的事情，你一邊期待著和許久未見的老友相聚，一邊又害怕被各種比較摧殘得無地自容。

男孩的攀比多半源於工作的好壞，而女孩的攀比絕對是源於面相的美醜。

是的，很多許久未見的閨密們都變美了，一個個踩著細高跟鞋把自己裝扮得色彩繽紛，姿態優雅地占據所有男生的目光。

輪到我的時候，幾乎所有人都在感嘆：一年沒見，你怎麼變得這麼胖了？對啊，在你身上到底發生了什麼啊？怎麼變成這副德行了？就是啊，瞧你大學那時身材多好啊，說說現在長胖了多少公斤啦？

聚會時同學看似談笑風生的話語，調侃中似乎有無數個刀片刺入心臟。讓自己不自覺地自慚形穢起來。那個時候，減肥的種子便埋進心中。

我的第二個打擊源於愛情。

其實和大部分人一樣，喜歡上一個人的時候，就會嫌棄自己的各種不美好。可能正是因為長胖吧，當時碰見了自己喜歡的男孩子，沒有勇敢表白，打了

退堂鼓。過了不久之後，他就跟別的女孩走在一起。女孩子都會有這種自虐的心理，總會不自覺地拿自己喜歡男生的女朋友來跟自己比較。

當時看見照片中女孩纖細的模樣，有那麼一瞬間心中苦澀、心有不甘。減肥的決心也不由得在心裡更進一步。

面對這重重打擊，最終讓我下定決心的，其實還是自己的思想真正意識到了它的重要性。

如果你連自己的體重都控制不了，怎麼信誓旦旦地說要控制自己的人生呢？

*　　*　　*

人只有對自己有了要求，才會對其他東西有要求，一個為了讓自己變得更好而願意付出努力的人，才能為了目標而不怕辛苦地奮鬥啊。

為什麼別人可以做到的事情，自己卻偏偏不行呢？

那些嘴上只會嚷嚷著減肥、卻沒有付諸實踐的女孩們，你是否也曾買了一堆健身設備打算大幹一場，抑或是拐著閨密辦了一堆健身卡之後，就丟在了一邊？為什麼要讓減肥永遠停滯在正趕往減肥的路上呢？

過了二十歲，
要有瘦
一輩子的
本事

如果你真的瘦下來了，你就會發現瘦了美了，會讓你整個人都變得異常自信，出門都會倍感快樂。所以不要讓自己永遠停留在既胖又懶的狀態中，是時候對自己下狠手了。要知道胖是懶惰的表現，體現了你糟糕的自制力，胖同樣是你難以維持自信的表現。

＊　　　＊　　　＊

如果你真的想瘦下來，你就必須做到以下三點：

第一要懂得約束自己，控制自己的意識，減肥是一個靠意志的過程。

其實減肥就跟你喜歡一個人一樣，要花心思和精力去投入其中。當你擁有減肥的意識之後，不要讓這種意識維持的壽命太過短暫，你要不斷地提醒和約束自己。瘦下來，這個世界就是我的了。

當然這種意志的培養，是需要你用長久的堅持來維繫的，你可以不必為了迎合別人而去改變自己，但是你一定要了解，二十多歲的女孩應該要學會對自己的外貌負責，了解自己真正適合什麼，需要什麼，並且為之付諸行動。

別再做一個「土肥圓」了，你要學會問時光要一張閃亮的名片，來給自己的二十多歲增加它本身的意義和價值。

第二是管好自己的嘴，遠離垃圾食品。連嘴都管不住，你還能管住什麼？

食物是減肥中的最大阻礙，很多人在減肥的時候，總是控制不了飢餓感和食欲。其實，科學的減肥方法並不是節食，而是要學會擇食。

少吃多餐，以及夜晚九點之後，千萬不要再碰垃圾食品，這些都是減肥中對飲食的最低標準。像我之前減肥的時候，分析過各種食物的卡路里，盡量在飲食中多吃一些低卡的食物。

久而久之你會發現，你既能正常地飲食，吃到美味的食物，還能夠控制體重。切忌不能斷食節食，這種減肥是最低級的減肥，即使快速地瘦下來了，也許過不了多久你大開吃戒，很快就反彈回去了。

第三是科學運動，互相監督，培養健康生活方式。

最後一點也是最重要的一點：運動。但是又不得不提醒大家，科學運動非常重要，有過減肥經歷的小夥伴都知道，運動得不科學是非常容易鍛鍊出肌肉腿的，或者沒有減肥成功，反而練出了一身肌肉，更有甚者是根本沒有瘦下來，反而反彈得更加厲害。

所以，科學的適當的運動才是最為關鍵的。

過了二十歲，
要有瘦
一輩子的
本事

　　怎麼才能知道自己是否在進行科學的運動呢？怎麼樣運動才是最為有效的減肥方式呢？在沒有人監督的情況下，你的運動又能堅持多久呢？

　　問問自己，是不是也正面臨著這些困擾。其實，說到底減肥就是場「享受小人 vs. 自律小人」的戰爭，很多人其實並沒有那麼強的意志力，容易放棄，尤其是在運動方面。你包包裡那些過期不候的健身卡，就是非常好的證明。

　　你需要有人監督和陪伴，而身邊的朋友其實又不會那麼嚴苛地督促你，甚至有時候兩個人還會互相縱容。久而久之，不但沒有瘦，反而一起胖了。

　　我們辛苦地健身，是為了理直氣壯地吃甜食；努力地工作，是為了財務和時間雙雙無限逼近自由；拚命地學習充電，也是為了遊歷世界時能更好地感受和解讀。

　　你可以不美，但是你不能夠既胖又懶。生活有的時候就需要對自己下狠手。

過了二十歲，要有瘦一輩子的本事

說到減肥，真的是很多人生命裡一件讓人咬牙切齒的大事件，一談及此，真是想兩手一攤就地躺倒，和這個以瘦為美、愈瘦愈美的世界就此別過。

做為一個後天發胖型選手，第一次意識到自己胖，是在高中的一節體育課上。老師點一個女生上前做立定跳遠示範動作，她的身體輕盈，像小鹿一樣穩穩落下。我也試了一下，像樹樁砸在地下。

從那以後，我突然覺得自己很胖，胖得無法忍受，像開了外掛一樣開始減肥，早上只吃一個水煮蛋，晚上肚子餓得咕嚕響，灌半桶水，也就好了。那時哪懂什麼熱量差、基礎代謝、體脂率，只想著少吃一口算一口，可這種沒什麼套路也不科學的減肥方法，多半以暴飲暴食告終。

更可怕的是，隨著高考的來臨，瓶瓶罐罐的營養品像雞血一樣進入我胃裡，啊，擁有一天好精神，外加五公斤肉。

於是深孚眾望地，那年我以六十公斤的歷史紀錄畢業了。而後的大學生涯裡，我又曾兩次改寫歷史，再攀高峰。但無論是出於什麼緣由，肥胖帶給我的打擊都是難以言喻的，更何況我是一個曾經瘦過的人，這算什麼？彷彿上天給你一袋金子，轉眼發現被換成了黃泥，這可是兩眼一抹黑的絕望啊。

過了二十歲，
要有瘦
一輩子的
本事

*　　*　　*

　　我那時的男友很純粹，非常不以貌取人。我在他眼裡相當於四十五公斤，所以即便我胖到無論怎麼化妝都拯救不了的地步，他還是一如既往地認為我現在「剛剛好」。可是最後我們分手了，不是因為他認清了身邊站著個六十公斤的仙女這個事實。而是，我不喜歡我自己，如果我連自己都不喜歡，又怎麼可能喜歡別人呢？

　　一個人要是每天都活在自怨自艾、無精打采、自我厭惡的情緒裡，是根本無暇顧及身邊人感受的。這些年我總是躺在床上想一個終極問題，如果上天讓我瘦五公斤，我該如何合理分配，腿上各一點五公斤、肚子一公斤、手臂一公斤。或者如果上天給我一把神奇的減肥刀，哪裡不要削哪裡，憑我的美術功底，削成骨感纖瘦的女孩應該沒問題的。真是想想都爽。

　　可是做為一個成年人，總要從自己的幻想裡走出來。看看周圍的世界，多少人在減肥的水深火熱中苦苦掙扎。我微信朋友圈常年有人運動打卡，有的能堅持一個月，有的三天，有的給自己做做減肥餐、晒個漂亮圖，有的建個群組互相發些血脈賁張的肉體。

　　而最近發生了一件大事，把所有人都點著了，那就是：春天到了。這意謂著，

夏天就在不遠處候著。

　　這像一個必然會引爆的炸彈，只有「瘦子星」的人可以倖免於難，剩下那些「微胖星」的、「很胖星」的、「胖到絕望星」的，統統會在這個哪都露的季節裡被炸飛。於是我晚上再也約不到人一起吃宵夜，朋友圈裡甚至有人放出話來，開局賭十萬，三個月瘦五公斤，現場公證，輸了認罰。簡直殘酷。

　　可是無論放出多少大招，威逼利誘或是自絕後路，一個人想要瘦下來，卻只有一條路：合理吃飯，扎實運動。在經歷了無數次反覆和重整旗鼓後，我發現這條路就像真理，愈辯愈明，萬變不離其宗。今天我不想告訴你們要怎麼運動、怎麼吃早餐、怎麼喝水，那些東西你們網路上隨便一搜都有大神們的完美教程，輪不到我出攻略。

＊　　＊　　＊

　　我想說的是一種態度，就是沒有一個方法會比把減肥變成日常生活的一部分更有效了，這個觀念要滲透到你生活的角角落落，變成一種慣性和警戒機制。

　　不要列計畫，無論是一個月，還是五個月；不要給自己設 deadline，因為你

過了二十歲，
要有瘦
一輩子的
本事

不是趕著瘦到目標體重就可以放縱自我、為所欲為，你是要瘦一輩子，所以一開始就要選擇自己最喜歡的、最舒適的、最習慣的方式去進行。有人問，那沒有任何運動、飲食習慣也不喜歡怎麼辦？什麼怎麼辦，make it 啊，讓身體接受，讓它習慣和喜歡。你的身體難道不是自己說了算嗎？

這個過程只在最開始會比較難過，因為你要習慣把早已長在沙發上的屁股挪去健身房，無論怎樣都要保證一週三次，不用太拚，哪怕只是跑上半個小時，然後蒸個桑拿也很好。要走進曾經視而不見的運動用品店，出門辦事能走則走，電梯也是，能不坐就不坐。要習慣順手看一眼食物上的熱量表，也用不著刻意計算，加加減減勞心費神，只要把百克超過三百大卡的那些食物扔出購物籃就好。節省下來的熱量，去吃頓有幸福感的下午茶。

你也要習慣不要吃得那麼飽，七分剛剛好，如果真的餓也不要猶豫，想吃就吃。這所有的一切，都要以「做上一輩子」為前提，如果感覺做不到，就減掉一點；如果覺得輕輕鬆鬆，那就逐漸加上睡前按摩、多喝水、自製早餐，戒除油炸食品和碳酸飲料。

我特別喜歡可樂和奶油，每天都要吃，同時也是個夜食怪，十一點後的那一頓宵夜是全天幸福感的來源，即便運動再辛苦，我也不會為了快快瘦下來而杜絕它們。我照吃不誤。因為身體是很聰明的，如果你無法一輩子忍飢挨

餓、戒除美味，就不要逞一時之勇，不然在和欲望搏鬥的反反覆覆中破壞了

基礎代謝，才是愈來愈難瘦的根源。

在合理的作息飲食上也尊重自己的喜好，是持之以恆的關鍵。

＊　　　＊　　　＊

如果你僅僅是因為一個外因而下決心改變自己，這個決心通常會變成心虛：

為了喜歡的人減肥，結果戰戰兢兢下不了決心，不知道付出是否有回報；為

了穿漂亮衣服減肥，結果看到美食立刻就心猿意馬、搖擺不定。

而內心真正的驅動是，我不為了任何人、任何事去減肥，我就為了滿足自

己。我就是想變瘦、變漂亮，我的外在配不上內在，那我就讓它配得上。只

有這樣，你才不會猶豫，才不會計較得失，因為取悅自己，簡直是這世上最

天經地義的事情。

功利點說，胖的人生和瘦的人生，在當下這個審美如此苛刻而單一的環境

裡，真的非常不同。求職的時候不同，交朋友的時候不同，談戀愛的時候不

同，甚至得到家人愛的程度也不同。倒不是因為胖一定代表不好看，而是因

為很少有胖子真正喜歡自己的樣子，即便他一開始是不在意的，但在外界壓

過了二十歲，
要有瘦
一輩子的
本事

力和周圍人指指點點下也會開始自我懷疑。

　　這種不自信的情緒，會變成人身上的特質，折射在周圍的世界，讓機會望而卻步。而自信的人生，真的相當於開了外掛。

　　一個關於「胖是什麼感覺」的提問，有人說，買了一雙當季流行的綁帶鞋，穿上後發現，真像漁民。還有一個回答說，總以為瘦了就什麼都好了。

　　唉，春天都來了，還等什麼呢？

他會喜歡一個胖子，絕不會愛一個胖子

多年之前看過一部電影，女主角什麼都好，唱歌好聽，性格好，唯一一點不好就是胖。胖到整個人都臃腫了起來，連走路都是一顫一顫的。她很喜歡男主角，因為男主角很溫柔，可是後來發現男主角是喜歡她，不過他更喜歡她的嗓子。

女主角絕望、痛苦，於是去整容、變瘦。她變成了一個大美女。

她真正變美了以後，才發現，世界都美好了。男主角真正愛上了她，所有見到的人都誇讚她，哪怕後來男主角知道了真相，心有猶豫，片刻之後，依舊還愛著她，能不愛著她嗎？她現在這麼美。

電影給了我們一個虛幻的完美結局，所有人都知道了女主角原來肥胖而醜陋的模樣，可依舊愛著她。

不過我卻開始明白，當你是個胖子的時候，會有人喜歡你，可是很少會有人愛你。當你醜陋的時候，或許長久相處下來覺得你不錯，可是第一眼之後，別指望其他人發現你美好的心靈。

時間太匆匆，大家當真沒法透過你那醜陋的外在，發現你內心的美好。

*　　　*　　　*

過了二十歲，
要有瘦
一輩子的
本事

初中時有個朋友，是個胖女孩，個子不高，一百五十公分，卻有七十五公斤。

她走路的時候腳不自覺地總是向外張開，明明穿在我們身上寬鬆的校褲，她穿著卻感覺有點緊，腿繃得直直的，看上去有些彆扭。朋友挺胖的，但是人很好，有什麼事情總是主動幫忙，和她相處久了，你自然而然就明白，她什麼都好，就只是胖了一點而已。

那時候，班上小男生起哄，總是「胖子胖子」地叫，我看見她，總是漲紅著臉，想要辯解，可是身上一堆肉，卻是無力反駁。

她的胖，是事實。

可胖女孩也有喜歡的人啊，那個人長得不高，也不帥，可是笑起來的時候，讓人覺得很溫暖，很是舒服。最重要的是，這個男生從來不叫朋友胖子，他總是輕輕地叫她名字。

朋友說：「第一次覺得自己名字好聽。」原來，從好的人嘴裡說出來，自己的名字也是這般溫柔的。

每次面對他的時候，朋友總是面紅耳赤，張皇失措，她以前沒有自卑過，可是有的時候，低下頭來一看，捏捏自己的贅肉，卻也是深深感受到了強烈的無力感。

青春時期，少女柔情，有些東西想要瞞是瞞不住的。朋友有天攔住那男孩子，禁不住問道：「你覺得胖一點，好嗎？」

那少年頗有教養，說：「女孩子，胖一點，有福氣。」朋友心花怒放，恨不得昭告天下。卻在下一秒，又被瞬間打破，「不過，還是不胖的好，畢竟瘦點好看。」那少年笑意冉冉，說話的時候依舊溫和，朋友卻無奈地發現：他是對自己挺好的，也算是喜歡自己了，可是啊，他絕對不會喜歡一個胖子做女朋友。

這一聲告白，還沒有說出口就受了傷。

朋友告訴我：「談戀愛，其實挺勢利的，大多數帥哥都配美女，哪怕平凡男人也想要找個清秀小美女，這世界對胖子，有時候挺無情。」

＊　　＊　　＊

朋友去減肥了，其中艱辛自是不必說。

高中三年，還是個胖子，不過從七十五公斤降到了六十公斤，看上去，雖然說還是圓潤，倒沒讓人覺得胖得過分了。

上了大學，更是積極鍛鍊，從六十公斤，硬生生減到了四十五公斤。

過了二十歲，
要有瘦
一輩子的
本事

微博上說，所有的胖子，都是一個潛力股。

朋友瘦下來的時候，的確很好看，原本被肥肉占滿的五官，現在也是愈發地立體了起來，精緻而柔美。化個淡妝，換上高跟鞋，也是走在路上讓人會轉頭的美女。

「我從來沒有覺得世界對我那麼好過，瘦下來，整個人都輕了，從出生到現在，第一次發現自己究竟是什麼模樣。」

當你變好了，世界變美了，帥哥也就來了。

朋友交了一個帥哥男朋友，有次她把她從前的照片給她男友看，告訴他，「這是以前的我，換了以前，你會不會喜歡我。」

她男友還挺有意思，看了照片半天，說：「換了以前的你，有可能壓根就不會認識你，但是若是認識你，了解你，還是會喜歡你。」

「那以前的我當你女朋友好，還是現在的我當你女朋友好？」朋友男友半天沒有說出話來，朋友揮了揮手，似乎是毫不在意地說道：「不管怎麼樣，反正都是你。」

可是她轉過頭來告訴我，「換了以前的我，他如果認識我，他會喜歡我，可是啊，不會愛我，不會讓我做他女朋友。因為當我以胖子的形象出現在他

面前的時候，我的定位就從來不是女朋友。不過我瘦了，他的女朋友只能夠是我。」

朋友樂呵呵地一笑，一臉開懷的模樣。

＊　　＊　　＊

我們都是視覺動物，世界有很多不美好，所以，總歸是希望透過眼睛去捕捉那些美好的東西。

我們都說，這個世界給美人太多優待，可是啊，美本就是如此難尋，滿足了眼緣，自是想要給予一些優待。我們都說，這個世界對醜人太多苛刻，可是啊，醜本就是糟心事，人會不自覺就想要揮手告別。

愛情本來就是一件公平的事情，你想要帥哥做男友，你也得內外兼修。

你是一個胖子，不是你的錯。若是不介意，一直都當胖子，也照舊可以。可是若你希望更加美好地體會這個世界，請想盡一切辦法瘦下來。身體輕了，吹過來的風也溫柔了，身邊的人也會對你笑了。

因為當你變美好了，世界也對你溫柔了。

別說別人以貌取人，平心而論，我們都喜歡美好的事物。

過了二十歲，
要有瘦
一輩子的
本事

＊　　＊　　＊

　　上面提到的那部電影叫《醜女大翻身》，男主角雖然最後依舊愛上女主角
的內心之美，可是若是沒有煥然一新的女主的出現，他永遠都不會愛上所謂
的心靈美。電影謳歌心靈的美好，卻始終無法否認，外表美起來，才能夠讓
人看到你的美麗心靈。

　　所以，請給你喜歡的男生一個接近你的理由。

　　你看上去這麼好，他才會不自覺地就想要靠近你。更何況，難道你終其一
生，都只願意屈服在這沉重的外殼之下，連真正的自己都沒有看見過嗎？努
力地成為一個讓人一見就覺得美好的女孩，身心如一，而非一個心美身醜的
女孩。

　　要知道，你的好，值得世上的一切來般配，包括你美好而又纖細的身形。

你愛的人不愛你，你可以更努力愛自己

　　從小到大的我都是一個又醜又胖的男生，體重超出同齡人許多，肚子上的游泳圈像一塊胎記從未離開過我。

　　後來上大學之前，我花了一整個夏天減肥成功，擺脫了可怕的贅肉，再也不是那個畢業照上臉最圓的胖子了。

　　大家在驚訝我怎麼會有如此大變化的同時，還有很多人問我是怎麼做到的，經常會看到留言或是評論，向我諮詢怎麼減肥、怎麼堅持下去等問題。

　　可在某一天，我的微博收到了一條看完讓人十分難受的私信。是一個女孩的留言，她說因為肥胖和懦弱的性格，被班上的男生取了很難聽的外號，全班男生都跟著一起起閧，甚至大庭廣眾之下嘲諷她，後來她得知那個給自己取外號的男生竟然是自己一直暗戀的人。私訊中我能看出她內心的苦澀，最後她問了我一個問題，到底該不該為了讓大家喜歡自己，為了那個自己喜歡的人瘦下來？

　　我猶豫應該如何回答她時，忽然想起了關於我和 P 的故事。

＊　　　＊　　　＊

　　當我決定瘦下來的時候，還不知道接下來的日子將面臨怎樣的痛苦。我在

過了二十歲，
要有瘦
一輩子的
本事

我家附近的健身房辦了年卡，每天一大早就揹著包去跑步。因為急於求成，我選擇了不健康的減肥方式，就是節食減肥，每天只吃一丁點的素食，餓了就喝水，累了就睡覺。

剛開始跑步的那幾天，每天全身痠痛到不行，加上不吃飯，飢餓和疼痛讓我幾乎接近放棄的邊緣。但為了瘦下來，我忍著堅持了下來，一個月過去，體重明顯下降，看著體重計上的數字變化，心情比吃了一頓大餐還要高興。

我是在男廁所遇見 P 的，我第一次看見她的時候，她趴在馬桶前摳著喉嚨嘔吐，脖子上的青筋暴起，整張臉脹得通紅。在男廁所見到一個女生，驚嚇又尷尬。我問她怎麼不去女廁，她說女廁的門被反鎖了，只能無奈選擇了男廁。我問她還好嗎，她點點頭讓我幫她在外面看著，等她吐完再離開。

看著她難受的樣子，做為一個什麼也幫不上忙的陌生人，我只在一旁陪著她，等她吐完倒一杯溫水給她。她接過水，然後從口袋裡掏出一個藥瓶，倒出來兩粒黃色的藥片，吞了下去。

我看著她通紅的臉恢復正常，她對我說了聲「感謝」，然後說了自己的名字。

巧的是，她竟然和我同一所高中、比我大一屆。因為是校友，又在同一家

健身房，我們漸漸熟絡起來。她知道我是一個正在努力變成瘦子的胖子，我知道她是一個減肥成功但仍在減肥的瘦子。這似乎是我們彼此間一個最大的共同點，做為一個前輩，P 經常向我講起她之前瘦身的故事，每每講起自己的故事，P 的臉上總洋溢著驕傲。

她說瘦下來是她人生中唯一值得自豪的經歷，也是她一生中最失敗的一件事情。

有次健身完休息，P 問我為什麼想要減肥，我不假思索地回答她，當然是為了瘦下來變好看。

「瘦下來就會變好看嗎？瘦下來不喜歡你的人就會喜歡你嗎？」P 淡淡地問我。

「不瘦下來怎麼知道會不會變好看，無論怎麼樣，起碼不會再被別人用怪異的眼神看著。」

我喋喋不休地說著，P 嘆了一口氣。我不知道是哪句話說錯了，會讓 P 做出這樣的反應。但誓死瘦身的目標就擺在面前，我管不了那未知的一萬種可能性，眼下只有瘦下來才能化解一切擔憂。

過了二十歲，
要有瘦
一輩子的
本事

*　　　*　　　*

　　那段時間我愈發像一個偏執狂，每天拖著虛弱的身子在跑步機上揮汗如雨，看著鏡子前體重計上的自己漸漸褪去之前肥胖的輪廓，我開始在社交平臺上直播自己的減肥歷程，每一張自拍照得來的讚讚許，讓我的勇氣值一點點上升，我頭一次感覺到自己的人生充滿了希望，光明就在眼前。

　　當我沉浸在這些變化所帶來的快樂時，P 卻似乎過得並不好。她的臉色愈來愈差，整個人骨瘦如柴，有時候在跑步機上跑著跑著就突然捂著嘴跑去了洗手間，像個弱不禁風的老年人，卻每天依舊在發瘋似的減肥。我無數次問過 P 明明已經很瘦了，為什麼還要繼續減下去，P 從沒正面回答過我。

　　直到有一天，P 在跑步機上突然昏倒，在醫院的急診室外面，我才得知原來 P 患上厭食症已經有一年了。生病的原因就是過度節食減肥而導致的。那時候的 P 已經是一個瘦身成功的女孩了，腰肢纖細，和之前的那個她比簡直是脫胎換骨、涅槃重生。雖然減去了肥肉和脂肪，但身體很難恢復。厭食症的治療漫長而又艱難，有時候 P 需要強迫自己去吃東西，剛剛下肚還沒多久的食物，又會被噁心地吐出來；嚴重的時候，每天會嘔吐好幾次。所以我經常看到 P 捂著嘴去廁所就是厭食症所致，每次吐完吃的那個黃色藥片就是用

來抑制嘔吐感的。

　　醫生已經勸過 P 無數次，叫她不要再繼續減下去了，但 P 總是不聽。沒有人知道她執拗的真正原因是什麼，所有人知道的是，P 可以不吃飯，但不能不減肥。

　　P 在醫院住了一個星期，我也到了開學的日子，臨走那天我去醫院看了 P，親自下廚做了幾道菜帶給她，她在我面前強忍著吃了幾口，然後囑咐我一定不要學她，要按時吃飯。我笑她還是先管好自己的身體吧，她點點頭又強迫著自己塞了一口飯進去。

　　在這之後，我告別了那個昔日笨拙臃腫的角色設定，開始走進全新的生活。

＊　　　＊　　　＊

　　我狂熱於在社交平臺發布自己的自拍，享受著讚許的評論。

　　原來羞於表達的我，不再畏懼人群的目光，還參加了辯論隊、演講社，我沉浸於在人群面前展示自己的那種成就感之中。我的標籤再也不是「胖子」、「肥豬」，而是換成了「帥哥」，甚至就在我還未來得及適應這一突如其來的變化時，我新的人生設定已經改變了我的生活。

過了二十歲，
要有瘦
一輩子的
本事

　　我獲得了受人追捧的歡愉，然而在這種外在的快樂包裹我生活的同時，我發現自己的內心彷彿不再那麼自由了。我開始變得小心翼翼，開始變得更加在乎別人對我的看法，開始變得異常敏感。

　　我害怕自拍下面負面的評論，害怕朋友拍到我怪異的照片，害怕別人看到我之前又醜又胖的樣子。我不敢再像從前一樣，自在地享受食物帶給我的快樂，新冒出的一顆青春痘可以讓我緊張好幾天，關於胖瘦的事情更是成了敏感話題。

　　瘦下來所帶來的那龐大的希望和幸福的快樂漸漸消失殆盡，疲倦在我時刻保持警惕的神經之中迅猛擴散。

　　我的朋友因為我的神經質而漸漸疏遠我，有時，我甚至想要回到從前，回到那個不受矚目的胖子，身體雖重卻可以活得輕鬆快樂。

　　在我意志最消沉的那段時間，我每天睡覺前就和 P 聊一會天，聽她講被自己一直埋在心底的故事。

＊　　＊　　＊

　　當初促使 P 減肥的原因，是她喜歡上了班上的一個男生。

　　喜歡的原因很簡單，P被班上一群男生起了難聽的外號，有些男生甚至過分地在她的作業本和校服上畫上豬的頭像和她的外號，而有一次P被一群男生欺負嘲諷的時候，那個男生出手相救，於是P便喜歡上了對方。P嘗試過向對方表白，但遭到拒絕，其他女生嘲笑她自不量力，P便發誓一定要減肥瘦下來，於是當初的她和我一樣，選擇了極端的節食減肥。高三畢業那年她減肥成功，準備鼓起勇氣向那位心儀已久的男生表白時，另一個女生也向那位男生表白了，最後男生答應了另一位女生。

　　那段時間，P傷心欲絕，她把男生拒絕自己的理由歸結為還不夠瘦，於是她繼續減肥，厭食症也就是在這時被檢查出來的。

　　我有些心疼P，尤其是在她說「心已經從難過中走出來，但身體永遠停在了那裡」這句話時。因為P減肥成癮，想要停下來已經變成了一件很困難的事情。

　　厭食症的折磨，讓她的身體愈來愈糟糕。聽過這個故事之後，我覺得自己現在渴求P的安慰是多麼自私。相較而言，她更加需要慰藉。

　　寒假回家，我與P的那次見面成了最後一面，因為她要出國了，父母為了讓她得到更好的治療並繼續完成學業，決定帶P去美國。

　　聽P講她之所以在那一年沒有上學，不是因為她沒有考上大學，除了因为

過了二十歲，
要有瘦
一輩子的
本事

病情嚴重無法上學，更多的是她為了證明「自己瘦下來可以改變那個男生對自己的看法」。她一直在期待著對方的答案由否定變成肯定，可到最後，她才發現，其實結局早在一開始就已註定。

現在看來，那時的 P 還真是一個天真幼稚的小女孩。但也不意外，誰年輕的時候不偏執呢？

P 臨走的時候，發了一則微博：無論你因為什麼而決定減肥，當你費盡千辛萬苦努力瘦下來，你要記住，從現在開始，要學會為自己而活。

那條微博後面，P 圈了我的微博 ID。

＊　　＊　　＊

這句話更像是一個總結，把我和 P 相似的年華統統歸納了進去，不過 P 的故事更顯濃烈。或許 P 的故事只會以這種方式被我記錄下來，但值得我向全世界宣告的是，我們都學會了，去做一個不為了取悅別人而活著的人。

因為在人生的考卷裡，取悅別人頂多算是附加題拿了滿分，多虧了附加題答對而拿到滿分的試卷，分數雖高，但永遠是欠缺的。

你愛的人或許不會愛你，但你可以努力更愛自己。

討厭你的人或許不會喜歡你，但你可以努力喜歡你自己。

我們那麼努力地去改變自己，不是為了力挽狂瀾，讓那些不愛自己的人、討厭自己的人喜歡上自己，而是讓我們的靈魂更加獨立，讓生命因為更好的自身而充滿意義。

當我決定瘦下來的那一刻起，我不為取悅別人，只為我自己。

我只是不想胖著過完這一生

我認識小仙的時候，她小小的一張巴掌臉，身材纖細，步履輕盈。

她跟我說，她曾經是一個胖子的時候，我簡直難以想像。小仙在她二十四歲那年，用了三個月，甩掉十五公斤脂肪，胸不但沒有變小，還從 C 罩杯升到了 D 罩杯。

胖子，或多或少都有一些敏感。朋友的一句玩笑、同事的一句調侃，都能刺激到你脆弱的心靈。可是，你的確是貨真價實的胖子，所以你無言以對、無力反駁。

小仙自嘲地說：「現在走在路上，聽到別人喊『胖子』時，我都會下意識回頭。」

＊　　＊　　＊

長期當一個胖子是怎樣的體驗？

同學群裡，你憨厚的笑容會被當成惡搞表情包；你的腿太粗，夏天穿了裙子會被磨到；你有許許多多雙鞋，卻連挑選的心情都沒有……

二十四歲那年，胖子小仙經歷了三件事。

第一件事，她和男朋友分手了。

小仙和那一任男友交往了一年多，分手那天，男生對她說：「你什麼都很好，但是你太胖了，我接受不了。」

他們第一次見面的時候。男生見到她的第一眼，問她：「你確定你二十四歲？」人胖的時候比較顯老，所以她看起來比實際年齡大。那時候的小仙，滿臉油光，笑起來臉頰堆起兩坨肉，腰腹積著臃腫的「游泳圈」，整個人像一個膨脹的氣球，哪裡像一個二十歲出頭的小女生。

男生問她的第二個問題，「你確定你有一百六十五公分嗎？」

因為人胖也會顯得矮。同樣是一百六十五公分，拍照時，腿長腰細的姐姐能拍出一百七十公分的效果，而小仙那種體形，拍出來會被別人嘲笑「照片像被橫向壓縮過了一樣」。

那天，男生送她回家時，對她說：「我目測你跟我一樣重，你有六十五公斤吧？」

小仙啞口無言，那時候的她，七十公斤。後來，相處了一年多，即使小仙很喜歡他，卻還是抵不過那一句「你太胖了，我接受不了」。

說不難過，是假的。

第二件事，好閨密結婚了。

過了二十歲，
要有瘦
一輩子的
本事

小仙和那個閨密是十多年的好友，閨密結婚前半年對小仙說：「你要好好減肥唷，你瘦下來給我當伴娘。」她倆一直是很好的朋友，小仙當時以為閨密是開玩笑的，沒當真。

半年後，小仙依舊胖著。於是，閨密結婚的時候，真的沒找她當伴娘。真羨慕那些吃不胖的閨密呀，她們揚著白皙小巧的瓜子臉，笑容明媚。

說不失落，是假的。

第三件事，年會上的玩笑。

那時候，小仙在公司裡的身分是老闆祕書。老闆自然希望自己的祕書能好看一點。年底，公司給每個人下達了第二年的任務。到了小仙，老闆說：「你明年要瘦十公斤。」

說不難堪，是假的。

她以前一直以為，只要人好，你的外表好不好看不重要。一連禁受這三重打擊，她總算明白，很多人都是先看外表，然後才會去看你的心靈美。

那段時間，小仙陷入了人生的低谷。

*　　*　　*

小仙不是沒想過要減肥。

網路流行的減肥法，除了因為怕死，不敢吃減肥藥以外，她幾乎全試過。

之前，她的人生週期是這樣的——減肥，復胖，減肥，復胖⋯⋯循環往復。

而這一次，她發誓，要終結這個惡性循環。夜深人靜，她輾轉反側，突然坐起身來，咬牙切齒地抹掉臉上快乾掉的眼淚，對自己說了三句話：

「我不想再拖著肥碩的身軀，迎接二十五歲，甚至未來的漫長人生。」

「我真的不想胖著、敷衍著、得過且過地過完這輩子。」

「我想試試看，這麼多年來，我究竟能不能堅持下來做一件事情。」

她報名參加了一家健身中心的真人秀活動。或許是因為意念的力量，她從初試一路到複試，最後被選中，參加真人秀。

那三個月裡，她每天下班後，七點前趕到健身房，做伸展動作到八點，做有氧訓練四十五分鐘，再做伸展運動到九點。回家的時候，已經是十點。

有的時候要加班，她就約第二天早上七點的課。公司發蛋糕，她把蛋糕分

過了二十歲，
要有瘦
一輩子的
本事

給其他人，自己不敢吃，眼巴巴地問同事好不好吃。

　　加班時叫外賣，同事們點了肯德基，她就只敢點一份馬鈴薯泥，用水泡過後再吃。她花了三個月，甩掉了十五公斤脂肪，骨骼肌從二十二點五公斤上漲至二十四公斤，很多女生擔心的減肥胸變小的問題也沒有發生。

　　她瘦了下來，老闆看她的表情都不一樣了。

　　那一年年會聚餐，老闆把她當作了正面案例，「你們看看小仙，去年我跟她開玩笑，讓她瘦個十公斤，她就做到了。我說的，她都做得到。」

　　這是小仙二十四歲那年對生活的態度。

＊　　＊　　＊

　　我好奇地問小仙：「你現在還在健身嗎？」

　　她點頭。

　　健身哪裡是三個月的事情？她說，之前一次次減肥又復胖，是因為她太浮躁了。靠純節食瘦到目標體重後，第二天立刻胡吃海喝，會迅速地胖回去。那樣的她，亟須扭轉的不是體重計上飆升的數字，而是對減肥的功利和浮躁之心。健身和吃飯一樣，從來不是一勞永逸的事。

小仙告訴我，「運動不是短短三個月的事，而應該成為一種長久的習慣。健身會上癮，你會愛上你自己的身體。」

*　　*　　*

我和小仙探討了關於「胖」的問題。

胖有罪嗎？胖子就註定一事無成嗎？胖子就必須充滿負罪感，自怨自艾、自暴自棄嗎？

並不是。

有的人覺得，他們生活得糟糕，都是因為自己胖。

其實胖本身不是罪，不是肥胖導致了你生活糟糕，而是你的不自律，對生活毫無誠意，你允許自己一再擱置運動計畫，你縱容自己把高熱量食品塞進胃裡，才會在日積月累中變得肥胖。

你沒把控好自己的人生，才會控制不了你的體重。減肥，從來不是目的。優雅的體型，應該是好生活的副產品。

我問小仙，她為什麼能堅持下來。她說：「只是因為有一天，我意識到，我真的不想胖著過完這一生。」

國家圖書館預行編目資料

過了二十歲, 要有瘦一輩子的本事／萬特特等著. —
初版. — 臺北市：寶瓶文化, 2019. 12
　面；　公分. —（Enjoy；63）
ISBN 978-986-406-178-5（平裝）

1. 減重 2. 自我實現

411. 94　　　　　　　　　　　　　　　108021748

Enjoy 063

過了二十歲，要有瘦一輩子的本事

作者／萬特特　等

發行人／張寶琴
社長兼總編輯／朱亞君
副總編輯／張純玲
資深編輯／丁慧瑋　編輯／林婕伃
美術主編／林慧雯
校對／林婕伃・林俶萍・劉素芬
營銷部主任／林歆婕　業務專員／林裕翔　企劃專員／李祉萱
財務主任／歐素琪
出版者／寶瓶文化事業股份有限公司
地址／台北市110信義區基隆路一段180號8樓
電話／（02) 27494988　傳真／（02) 27495072
郵政劃撥／19446403　寶瓶文化事業股份有限公司
印刷廠／世和印製企業有限公司
總經銷／大和書報圖書股份有限公司　電話／（02) 89902588
地址／新北市五股工業區五工五路2號　傳真／（02) 22997900
E-mail／aquarius@udngroup.com
版權所有・翻印必究
法律顧問／理律法律事務所陳長文律師、蔣大中律師
如有破損或裝訂錯誤，請寄回本公司更換
著作完成日期／二〇一九年
初版一刷日期／二〇一九年十二月
初版二刷日期／二〇一九年十二月三十日
ISBN／978-986-406-178-5
定價／三一〇元
Copyright © 萬特特等 2019

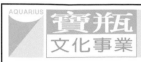

AQUARIUS

愛書人卡

感謝您熱心的為我們填寫，
對您的意見，我們會認真的加以參考，
希望寶瓶文化推出的每一本書，都能得到您的肯定與永遠的支持。

系列：Enjoy 063　書名：過了二十歲，要有瘦一輩子的本事

1. 姓名：＿＿＿＿＿＿＿＿　性別：□男　□女

2. 生日：＿＿＿年＿＿＿月＿＿＿日

3. 教育程度：□大學以上　□大學　□專科　□高中、高職　□高中職以下

4. 職業：＿＿＿＿＿＿＿＿＿

5. 聯絡地址：＿＿＿＿＿＿＿＿＿＿＿＿＿＿＿＿＿＿＿＿＿

　　聯絡電話：＿＿＿＿＿＿＿＿＿　　手機：＿＿＿＿＿＿＿＿＿

6. E-mail信箱：＿＿＿＿＿＿＿＿＿＿＿＿＿＿＿＿＿＿＿

　　　　　　□同意　□不同意　免費獲得寶瓶文化叢書訊息

7. 購買日期：＿＿＿ 年 ＿＿＿ 月 ＿＿＿日

8. 您得知本書的管道：□報紙／雜誌　□電視／電台　□親友介紹　□逛書店　□網路
　　□傳單／海報　□廣告　□其他

9. 您在哪裡買到本書：□書店，店名＿＿＿＿＿＿　□劃撥　□現場活動　□贈書
　　□網路購書，網站名稱：＿＿＿＿＿＿　　□其他＿＿＿＿＿＿

10. 對本書的建議：（請填代號　1. 滿意　2. 尚可　3. 再改進，請提供意見）

　　　內容：＿＿＿＿＿＿＿＿＿＿＿＿

　　　封面：＿＿＿＿＿＿＿＿＿＿＿＿

　　　編排：＿＿＿＿＿＿＿＿＿＿＿＿

　　　其他：＿＿＿＿＿＿＿＿＿＿＿＿

　　　綜合意見：＿＿＿＿＿＿＿＿＿＿＿＿＿＿＿＿＿＿＿

11. 希望我們未來出版哪一類的書籍：＿＿＿＿＿＿＿＿＿＿＿＿＿＿＿

讓文字與書寫的聲音大鳴大放

寶瓶文化事業股份有限公司

（請沿此虛線剪下）

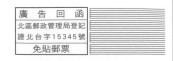
寶瓶文化事業股份有限公司　收

110台北市信義區基隆路一段180號8樓

8F,180 KEELUNG RD.,SEC.1,

TAIPEI.(110)TAIWAN R.O.C.

（請沿虛線對折後寄回，或傳真至02-27495072。謝謝）